健康篇

身体是个小宇宙

南怀瑾 讲述

北京联合出版公司

Beijing United Publishing Co., Ltd.

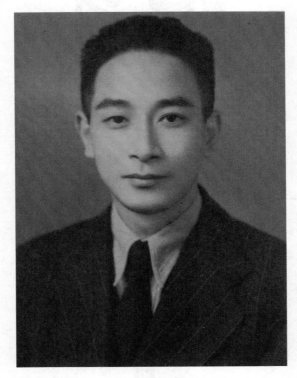

南怀瑾先生，1955 年于台湾省基隆市。
詹阿仁摄影

南怀瑾先生简介

　　南怀瑾先生,戊午年(1918年)出生,浙江省乐清县(今乐清市)人。幼承庭训,少习诸子百家。浙江国术馆国术训练员专修班第二期毕业,中央陆军军官学校政治研究班第十期修业,金陵大学社会福利行政特别研究部研习。

　　抗日战争中,投笔从戎,跃马西南,筹边屯垦,曾任大小凉山垦殖公司总经理兼自卫团总指挥。返回成都后,执教于中央陆军军官学校军官教育队。其间,遇禅门大德袁焕仙先生而发明心地,于峨眉山发愿接续中华文化断层,并于大坪寺阅《大藏经》。讲学于云南大学、四川大学等院校。

　　赴台湾后,任中国文化学院(今中国文化大学)、辅仁大学、政治大学等院校和研究所兼职教授。二十世纪八十年代曾旅美、居港。在台、港及旅美时期,创办东西(文化)精华协会、老古出版社(后改组为老古文化事业股份有限公司)、《人文世界》杂志、《知见》杂志、美国弗吉尼亚州东西文化学院、ICI香港国际文教基金会,主持十方丛林书院。

在香港期间，曾协调海峡两岸，推动祖国统一大业。关心家乡建设，1990年泰顺、文成水灾，捐资救患；在温州成立南氏医药科技基金会、农业科技基金会等。又将乐清故居重建，移交地方政府作为老幼文康中心。与浙江省合建金温铁路，造福东南。

继而于内地创办东西精华农科（苏州）有限公司；独资设立吴江太湖文化事业公司、太湖大学堂、吴江太湖国际实验学校；推动兴办武汉外国语学校美加分校；推动在上海兴办南怀瑾研究院（恒南书院）；恢复禅宗曹洞宗祖庭洞山寺；支持中医现代化研究——道生中医四诊仪研制与应用；资助印度佛教复兴运动；捐建太湖之滨老太庙文化广场。

数十年来，为接续中华文化断层心愿讲学不辍，并提倡幼少儿童智力开发，推动中英文经典课余诵读及珠算、心算并重之工作。又因国内学者之促，为黄河断流、南北调水事，倡立参天水利资源工程研考会，做科研工作之先声。其学生自出巨资，用其名义在国内创立光华教育基金会，资助三十多所著名大学，嘉惠师生云云。其他众多利人利民利国之举，难以尽述。

先生生平致力于弘扬中华传统文化，并主张融合东西文化精华，造福人类未来。出版有《论语别裁》《孟子旁通》《原本大学微言》《老子他说》《金刚经说什么》等中文繁简体及外文版著述一百四十余种。且秉持继绝兴亡精神与历史文化责任感，自行出版或推动出版众多历史文化典籍，并藏书精华数万册。

要之：其人一生行迹奇特，常情莫测，有种种称誉，今人犹不尽识其详者。

壬辰年（2012年）仲秋，先生在太湖大学堂辞世，享年九十五岁。

出版说明

　　南怀瑾先生一生致力于传播中国传统文化，他的论述涉及的学问领域之广，作品的影响力之大，在当代都是首屈一指的。南怀瑾先生的作品，素来深入浅出、通俗易懂，但是毕竟体量宏富，万象森罗，已正式出版的中文简体版作品超过五十种，总字数近千万，且以分门别类的专著为主，因而对于一般读者来说，阅读的门槛和压力还是有的。

　　我们策划这套书的目的，是为广大读者提供一种更轻松、关联性更强的阅读体验，也希望有更多新的读者通过这套书走近南怀瑾先生，走近中国传统文化。

　　为了达到这个目的，我们为每一本书设定了一个主题。每个主题一方面对应着南怀瑾先生作品中的一个重要内容板块，另一方面对应着与读者的关联性。每一本书一般由几个章节构成，每一章聚焦全书主题的一个方面，由几篇文章构成。每篇文章由标题引领一个相对完整和独立的叙述，大部分文章篇幅在三千字左右。每篇文章素材的选择，遵循知识性、趣味性和启发性三个原则。我们力求让每一篇读起来都是"散文"的体验，体量轻小，易于阅读和归纳理解，而篇章之间又组成更大的叙述和主题，让读者有层层渐进、步步深入的体会。

中医在当代不断引起争议，人们在生活中或多或少也会与中医发生关联，但是大部分人对于中医的认知相当模糊。本书由南怀瑾先生著作中有关中医文化和生命科学的内容汇编而成，意在使读者对于中医的哲学背景、理论基础、历史脉络以及古代佛、道两家对于生命的基本认知有所了解。

天人合一是统摄中国文化的核心理念，而"身体是个小宇宙"可以说是这一理念在医学领域的具体化表达。我们以此为书名，希望呈现古人将人体作为小宇宙来探索的部分过程和成果。正如研究大宇宙的天文学也经过多次"认知革命"，我们也不应该以现代医学的后见之明来贬低古人在探索小宇宙时的努力。

全书正文分为六章。第一章，侧重于介绍传统医学的历史文化背景，包括古人的生死观，《易经》、道家学术与医学的关系，关于阴阳、五行、天干、地支的基本知识等。第二章，聚焦于古人将人体视为小天地、小宇宙的观念，进一步呈现阴阳、八卦、五行、天人合一等思维与医学的关系。第三章，以客观的视角介绍中医发展的简要脉络，中医独具特色的理念、方法，如"医者，意也""治未病""气脉与穴道"等，同时也呈现了南师对于中医的反思，如中西医的比较、养生观念的流行、针灸中的疑问等。第四章，围绕我国最重要的传统医学经典《黄帝内经》，一则以超越医学专业的整体文化视野阐述该书的意义，二则带读者领略书中最具代表性的内容，如"四气调神""风与气脉"等。第五章，介绍道家学术中有关"生命科学"的内容，如奇经八脉、活子时等。第六章，介绍佛学及印度文化中关于生命的认知。

医学是一门博大精深又极度专业化的应用学科，本书所汇编内容，仅限于为读者呈现中医发展史的有关常识，以及佛、道两家思想体系中有关生命与健康的部分理念与认知，不能作为诊断、治疗、养生、修炼等任何实操性的指导，还望读者明鉴。

此书能够出版，承蒙南怀瑾先生嫡孙暨法定继承人温州南品仁先生与南怀瑾文教基金会的信任与支持，特此致谢！

北京磨铁文化集团股份有限公司

南怀瑾系列作品编辑部

目录

引论　　　重识中国医药　　／1

第一章　　生命在自己手中

生命无穷与长生久视　　／8

生死如昼夜　　／14

《易经》与医理　　／18

阴阳思维　　／22

五行思维　　／31

天干地支的道理　　／38

心物一元　　／43

第二章　　身体是个小宇宙

八卦与医理　　／50

人体与天地的对应　/ 63

从《易经》看生命变化的规律　/ 68

生命科学离不开数理　/ 73

十二辟卦与生命的时节　/ 78

经脉、阴阳与天时　/ 86

一天中的阴阳　/ 92

看脉与思乡病　/ 95

水火交感背后的健康道理　/ 98

五色、五味与五脏　/ 105

情绪与五脏健康　/ 109

补药不能随便乱吃　/ 114

第三章　不治已病治未病

中西医学各有所长　/ 122

中医发展极简史　/ 127

医者，意也　/ 139

望闻问切　/ 141

不治已病治未病　/ 148

一砭二针三灸四汤药　/ 150

气脉与穴道　/ 154

养生观念为何一直流行　　/ 157

"迷信"背后的科学　　/ 159

针灸方法中的疑问　　/ 162

第四章　　身心性命的药方

《黄帝内经》是一本什么书　　/ 166

《黄帝内经》应该怎么读　　/ 172

四气调神的原则　　/ 178

六气是什么　　/ 188

寿命的根本　　/ 192

风与气脉　　/ 196

万病之首的风　　/ 201

五脏的分工　　/ 205

小心四季邪气　　/ 209

梦与病　　/ 211

第五章　　精气神的动与静

奇经八脉是什么　　/ 218

道家的活子时　　/ 223

如何借花修我　/ 230

抗衰抗老的秘诀　/ 234

水火与人体　/ 237

水火二用必归土　/ 242

生命的能量来自宁静　/ 246

第六章　　人的本源和奥秘

佛学中的生命观　/ 254

生命的开始与知性　/ 258

人体的五大　/ 264

风与气　/ 268

三脉七轮　/ 272

过午不食的道理　/ 277

什么是中阴身　/ 283

引论
重识中国医药

中国医药，既云渊源于道家，而道家又以精微博大著称，其学术自当别自高明。奈何近世以来，一遇西洋医药输入，举国之人，几视其为陈腐朽败不经之学，将欲尽弃而勿论之耶？

吾甚疑之，故喜涉猎其中，探寻其迹。乃知古之习医者，必以《内》《难》二经为初基，再次而研习《伤寒》《金匮》《本草》《脉诀》，然后博通群籍，融会诸学，方可以言医。

至若粗知《本草》，略记药性，读《汤头》《脉诀》或专于科方针砭者，即骤自行医，实为医家之左道，人群之危人也。

夫《灵枢》《素问》《内》《难》之旨，先须详知人身气化之本，经脉血气与天地阴阳盈虚消长之理，然后效法以养生，应用以医世。

神仙方技，故奉之为修炼之宝典，但研读之者，苟未识小学训诂，不知天文物理，且乏文学之修养者，则往往被其阴阳名目之迷而益滋烦惑，反视为虚玄谬说矣。至若《难经》

之五行六运之说，辄取《周易》八卦之理则，智者知其为人生物理学术之最高原则，浅者反视为一派胡言乱语而已。何况《黄庭》内外景与丹书所言，龙虎水火、婴儿姹女，尤迹近神妙，苟不好学而深思之，必不易知其设喻所指之真谛也。须知《内》《难》二经等所言生老病死之变迁，并天地间物理与人生之关系，统纳法则于《易经》，而易学之理，则本于天文地理人事物理之自然规律。其学术秉承，渊源有本，确非空言妄构，徒为虚玄也。

老子有言曰："人法地，地法天，天法道，道法自然。"盖谓人之生存于天地之间，其生命本能现象，与天地自然规律之气化，固有息息相关者存焉。识知天地生物盈虚消长变通之理，然后方可以言养生与医药。中国医药之学术，其根本基础实秉此而来，则较之西洋医学，徒以人身为本位，以卫生医疗药物理论等为专科，大有不同者在焉。

人生天地之间，生活起居，不离地域，日月运行，寒暑迁改，皆与人有俯仰往来密切之影响。穷探此自然规律之来源，则须以本系星球中心之太阳为准则，古称五行以日元为主，即此意也。而所谓五行者，谓太阳辐射能之及于地球，互为吸引排荡而生变化，其间并感受其他四大行星互相放射之作用。地球上生物与人，即受行星间各种辐射能而生存，复皆借地气之中和而受其变化之妙用。行者，即为旋转运行不息之意，强名谓金木水火土，亦为代表显示其现象之名词，并非谓金即金铁，木即林木也。如食古不化，死守成文，则剑过已远，刻舟何用。

至于九宫八卦，六壬推步，乃效法天地生物演变之一种固定法则。以卦显其演变之现象，以宫定其变迁之部位，六壬记其次序，推步述其过程，详知四时寒暑代谢之间，生物之成坏有序；昼夜明暗之际，精神之衰旺不同。例如七日来复，为天地气化同人身气血盈亏之规律；春生冬藏，为热胀冷缩心身互用之情形。良知疾病之由来，非但为外界传染与饮食起居之所致，即太阳系内各星球之影响人类生存者，随时间空间而互变，更有大且甚者。医药所以为养生，养之医之而不穷究其本元在此，徒为术耳，未足以言学也。

由此研究人身之本能，法则天地造化之奥秘，其微密精细，如出一辙，古称人身为一小天地，亦决非夸大其词。丹书所谓："日出没，比精神之衰旺；月盈昃，喻气血之盛衰。"则知精神与气血，并为生命之中心；五脏之互相关系，有同于五行之运转；六腑之流通，有同于天地气机之往来；血管神经，同于江河之流注；情意畅抑，同于气象之阴晴；奇经八脉，为本能活动气化之径道；丹田命门，为能量储藏之机枢。此皆为生之学，从生命存在而可验其状况，并非有固定之质，不能于死后解剖可知其究竟。

余如认窍穴以针灸，为佛、道两家之特长；炼神气以长生，乃神仙方技之专业。秉其学而致用为医药之术，则有一针二灸三砭四汤医之分；辅之以精神治疗，如祝由符咒之神异；见之以本能力量，有推拿气功之妙用。其他如辨药性，须知地理、地质、气象性能之互变；究物理，须知有化腐朽为神奇之妙用。总此方得言医，岂非综罗百代，集学术精微之大成者耶！

中国医药之所长既在此，而近世不知而辟之者亦正以此，每况愈下，乃不能会中西医药之精华，而发扬光大之，徒持门户之争，而蒙文化之羞，不亦事有必致，理所固然者乎？须知中国医药，其源流由来虽久，而于东汉南北朝间，已随时代文化而一变；其间吸收古印度与西域诸国之所长，至盛唐而别具其光芒；历宋金元明，虽间有小变，但皆秉此余绪，出入乘除。现代一切文明，既与西洋文物接触，其交光回互，发扬精辟，正为此一时代有心者之职责，应当急起直追，融会而贯通之，实无暇闭户称尊，彼此拒纳也。

西洋医药，寄精细于解剖，穷详证于物理，假机械之神明，试临床之实验，其小心仔细，确非泛知虚玄理论之空言也。但其囿于生物之理，而昧于宇宙大化之机，视人如物而忽视其气化之精神，此则较之中国医药，似有逊色。若能截长补短，互相熔化于一炉，苟日新而日日新之，岂仅为民族之光，进而可为人群世界造大幸福。则所谓自亲亲，自仁民，而及于爱物，直致于大同之世者，实有厚望焉。

吾愧才疏学浅，有志于医药而限于智力所未能。今因此书[1]编者坐索为言，乃不辞简陋，略抒鄙见所及之处为论其概要，并引大医孙思邈真人之言以证吾知。如云：

> 凡欲为大医……须妙解阴阳禄命、诸家相法，及灼龟五兆、周易六壬，并须精熟，如此乃得为大医。若不尔者，如无目夜游，动致颠殒……又须涉猎群书，何者？若不读五经，不知有仁义之道；不读三史，不知有古今之事；不读诸子，睹事则不能默而识之；不读《内经》，则不知有慈悲喜舍之德；不读《庄》《老》，不能任运体真，则吉凶拘忌，触涂而生。至于五行休王、七耀天文，并须探赜。若能具而学之，则于医道无所滞碍，尽善尽美矣。

苟医能若此，则其为儒为道，实不得而分，直为圣人之智，吾不得而识其精微博大之涯际矣。

（选自《中国文化泛言》）

1　"此书"指《略论中国医药学术与道家之关系》，本文原为该书序言。

第一章

生命在自己手中

生命无穷与长生久视

古今中外的哲学都在研究宇宙人生的问题，想在其中求得使人类得到永久平安的对策。然而哲学思想，正如宗教信仰一样，都是基于对人生的悲观、对世界的缺憾而发出的。虽然哲学与宗教一样，也都为现实人生与现实世界问题而努力，可是它的最终要求与最高目的，大体都是为了研究生死问题。

尤其在宗教思想上，正如一般人所说，都为死的问题做工作，鄙弃人生而否定现实。虽然也在尽力善化人生，美化现实，但它的目的，仍然是把现实人生努力的成果，作为死后灵魂超脱的资本。换言之，宗教与哲学，大致都站在死与灭亡的一边喊话，呼唤灵魂的升华。而只有中国文化，根据《易经》学系的思想，与这种精神，大有不同之处。

因为生与死，存在与灭亡，只是两种互相对峙的现象，等于一根棒的两端；也犹如早晨与夜晚，如果站在日薄崦嵫、黄昏衰草的一方，看到那"白日依山尽，黄河入海流"的情景，一切只有过去，没有未来，实在充满了无限凄凉的悲感。然而站在晨朝的东方，"楼观沧海日，门对浙江潮"的一面，看到那"野火烧不尽，春风吹又生"的生命源头，永远会有明天，永远有无尽的未来，实在能给予人们无比的生气，无穷的远景。

中国文化《易经》学系的思想，便是从生的一端，观看宇宙万有和人生，因此而建立"生生之谓易"的观念。

上古两大文化的主流，道家与儒家，便从这个生命无穷的哲学基础上出发，认为人类生命的价值与人类智慧的功能，对于缺憾的天地、悲苦的人生、生灭的生命，都可以弥补天地物理的缺憾，于是便确立人生的目的与价值，是有"参赞天地之化育"的功能。换言之，人这个生物，有无穷的潜能，如果自己把它发掘出来，就可以弥补天地万有的缺憾。道家的学术思想，基于这种观念，认为人的生命，本来便可与"天地同休（龄），日月同寿（命）"，而且还可以控制天地，操纵物理。

可是为什么不能发挥这种潜能？为什么自己做不到呢？第一，由于人类自己不能认识生命的根源，所以被外物所蒙蔽，被七情六欲所扰乱，自己随时随地制造麻烦，减损寿命。第二，由于不知道延续补充的原理，只知道减少的消耗，不知道增加的妙用。

到了战国时期，因为时衰世乱的刺激，因为自由讲学风气的盛行，因为民间研究学术思想渐为上流社会所重视，于是燕、齐之间笃信这种思想观念的方士们，有的根据天文物理、地球物理的研究，认为人身生命的规律，是与天地运行不息的规律相同的，便建立一套养生的原则和方法。

在这种方法的总则之下，方士们有的做物理、生理的研究，有的做化学药物的研究，有的做锻炼精神、颐养神气的研究，有的做祭祀、祈祷、净化思想信仰的研究，花样百出，各执一端。

可是，这只是举出他们对于人生修养的方术观念而言，他们从这种方术观念出发，至于立身处身，用在对人对事的观点，也各有一套思想和理论，这就构成诸子百家异同的学说了。

我们姑且不管这种绝对而崇高的现实理想是否真能做到。至少，这种对于人生价值与生命具有伟大功能的观念和理论，实在在世界文化思想史中，是史无前例的，只有中国一家，而道家首倡其说。过去中国医学的理论基础，完全由道家这种学术思想而来，因此在魏晋以后，医家不通《易经》《内经》《难经》与道家学术的，便在医理学上大有欠缺了。

《老子》中说的"长生久视"，又是一个大问题，是一个几千年来讨论纷争、解决不了的道家问题。例如，"祛病"是道家的功夫，起码少病或无病，绝对健康，"延年"是活得更长久。而道家标榜的"长生不死"，这个不死的观念有问题。死是要死，可以活得长久一点，或者活上千把年也许可能。

但正统的道家，像老子，很少说"不死"这两个字。老子曾经说过："出生入死。生之徒，十有三；死之徒，十有三；人之生，动之死地，亦十有三。"生死的机会相等，两者都是十分之三，是平等的，不生不死也是十分之三的机会，要看各人自己的修养。他并没有提出不死的道理来，他只说可以长生、活得久。但久到什么程度？后来的道家则说可以"与天地同休，与日月同寿"。

世界上很多宗教，许多哲学、科学，也都追求生命的根源，但所有的宗教、哲学与科学，都不敢说现有的生命可以延续不死。所有的宗教都劝人不怕死，早一点脱离这痛苦的人世，到那个宗教的天堂去；人要在死后才可以得永生。

只有中国文化的道家提出一个口号，不需要经过死亡这个阶段，现有的生命即可"长生久视"。不管能不能成为事实，只有中华民族的口号有如此大胆，敢说现在自己的生命，自己可以把握，自己的生命可经由自己维持长久。所以叫作"长生不老"之道，或"长生不老"之术。

而老子的讲法，为"长生久视之道"。要注意"久视"两个字，我们的眼睛是不能久视的，每个人的眼睛也许看了一两秒钟，就要眨两三次，不能久视。真修道的人，眼睛的神光不变不退，就可以久视，乃至可以透视，这时对于维持自己的生命，就有点可能了。

根据道家的思想学说，比老子更早的黄帝所著的《阴符经》上说："天性，人也；人心，机也。"又说："心生于物，死于物，机在目。"姑且以自然科学的物理现象来解说，一个人的心近似发电厂，而要用电时，则必须有插座，人的眼目则等于是插座。佛家的《楞严经》所说的明心见性，其中提到"见"，由眼睛的"见"，说到理性的"见"，"见"是一个实际的东西。人到夜里疲倦想睡，眼睛就先闭上，先要眼睛入睡，脑筋才能入睡，如果眼睛不先入睡，脑筋就无法入睡。人死也是眼光先落地看不见，眼神先散，瞳孔放大在先。

所谓"长生久视之道"，从来道家对"久视"的解释就是内视，等于佛家修行的观想，道家叫作"内照形躯"。所以"长生久视之道"就是精神永远明亮，就是见道。久了以后，因功力到了"深根固柢"的境界，便能神光返照，内脏活动甚至血液流动的情形可以看得非常清楚。这时，他就会知道身体什么地方出了毛病，乃至知道生病的程度；自己克服不了，也能知道大约什么时间可以结束，到时候就丢了这个身体走了。

因此就要知道，在功夫上如何达到"久视"才能长生，能够长生，才能到达"深根固柢"的境界，这个生命就在自己手中控制了。

（选自《禅宗与道家》《老子他说》）

生死如昼夜

《易经·系传》上说："刚柔者，昼夜之象也。"动静是《易经》在物理世界的法则，而刚柔则是物质世界的法则。不过这里的刚与柔，是代表白天和夜里的。又说："明乎昼夜之道则知。"这是中国文化特殊的地方。我们知道，全世界的宗教，基督教也好，天主教也好，佛教也好，伊斯兰教也好，都是追求人生——宇宙间生与死的问题，而在我们中国的儒家、道家，素来不把这个问题当作问题，这都是根据《易经》来的。

《易经》认为生死不是问题，我们如果在这句话上加两个字："明乎昼夜之道则知生死。"就是说，人活着的时候，像白天一样，太阳出来了、天亮了；人死了，就是休息了，像太阳下山一样，天黑了。不过有一点，他们却承认生命的延续，等于印度佛教的轮回之说。人活一辈子，终于死了，但并不是生命的结束，只是休息一个阶段，等于天黑了，明天又要天亮的，一个白天，一个夜晚而已。

因此我们中国人讲生死问题，像禹王的思想："生者寄也，死者归也。"后来形成道家的思想，人活着是个人，是在这里做客人，活了一百年，也只是在这皮包骨的血肉之躯中寄放了一百年，等到死了就回去了。

"范围天地之化而不过"，这句话是说《易经》的学问包括了天地宇宙的"化"，中国文化认为天地宇宙一切万有都是"化"成的。生命是由变化而来，所以有道家的名词"造化"，后来变成运气不好为造化不好。实际上"造化"的"造"，如宗教家说的主宰。宇宙间的生命没有不变化的，所以我们中国人把生死看得很平淡。人死了叫作"物化"，生死并没有什么了不起，只是物理的变化。有生自然有衰老，有衰老自然有死亡，死亡以后再来，物化而已。

《易经》的道理，循环往复，在佛教解释为轮回，在文学上描述为"羽化而登仙"，等于化成飞鸟。如我们古籍中的沙鹿，道家古书上说它是海边的鲨鱼化的，现代的自然科学对这事不承认。我相信现代科学，也喜爱我国古代的文化。像道家谭峭著的《化书》就是这样说的，比如香菇，他说是化生的，树烂了种子下到土里去，另外出一个生命，是化生。细菌培养的是化生，万物都是细菌化生，但把"化生"这个名词翻过来说成"生化"，大家相信了，认为是科学。

这个"化"字包括了很多意义，包括了现代化学、物理的各种科学。

《庄子》说："夫大块载我以形，劳我以生，佚我以老，息我以死。故善吾生者，乃所以善吾死也。"

中国哲学里常用到"造物""造化""阴阳""大块"等词。大块，就是我们这个天地，天地"载我以形，劳我以生，佚我以老，息我以死"。这是生老病死。这里有个比较，过去佛家的哲学，对于人生的生老病死四个阶段非常看重，整个的印度哲学也都看重。印度哲学提出来的四个阶段很明显，中国本来也有；印度哲学是要从这四个问题跳出来，要脱离，要人如何解脱生老病死，因而创立了佛学的哲学系统，也就是佛教的基本宗教哲学。

如果拿掉了宗教的外衣，只拿文化精神来比较，庄子在这里的说法，代表了中国上古文化对于生老病死的看法，轻松得很！不像其他宗教看得那么严重。庄子说，这个大块天地"载我以形"，注意这个"载"字，我们上次也提到过，是说这个身体像车子一样，把"我"装在里面，就是"载我以形"的意思。所以说，身体不是我，我也不是身体，可是身体现在属于我用的，等于我的一部车子。有了形体，活着时"劳我以生"，活着忙忙碌碌；"佚我以老"，老了给我一个退休安详；"息我以死"，死了是让我休息。"故善吾生者，乃善吾死也"，真正懂得生命的人，才能够真正懂得死亡。生既不足以喜，死也不足以怕，这是一个很自然的阶段。

（选自《易经杂说》《庄子諵譁》）

《易经》与医理

　　关于中国道家易学与医理的研究，是中国文化之宝藏，我早已希望集合中医、西医及科学界等合并研究，一方面是将中国固有的、伟大的应用哲学加以阐扬；另一方面也是对人类的一种贡献。

　　究竟《易经》的道理与中国医理有多大关系？这是一个很奇妙的问题，要说起来，医理与易学是没有太大的直接关系的。

　　诸位一定会说，既无什么太大的关系，还研究什么呢？这就要说到道家了。

　　在秦汉以前，春秋战国时代，道家有所谓"方士"之流，他们讲求修道炼丹。这些丹道派思想的发展，是由《易经》的原理演绎出来的，也就是说，他们的思想是与《易经》配合的。

　　到了汉代以后，中医的哲学思想也经过演变，外加道家的影响，而使得医理以《易经》的道理来诠释了。也就是说，通过间接的关系，中国医理哲学思想，却建立在《易经》的基础上了。

中国文化的特色是偏重于抽象，偏向于玄妙，这正是智慧之学，但也在学习研究及了解方面，增加了许多的困难。

中国五千年的医学历史，许多学派发展下来愈来愈神奇，似乎是走入纯哲学的范围，其实际应用的价值，却很令人怀疑。

所以，我们可以说，易学与医理之间，只是形而上的哲理的关系，至于形而下的法则方面的运用，却是大有问题的。

如果要问什么与中国医理关系最密切的话，道家方术思想对医理影响的重大远远超过易学的。

谈到这个问题，我们又不能不承认中国上古文化的特殊气质与雄伟气魄了。上古中国文化的特点是：敢于假想，敢于追求。道家认为所谓"人"这个生命，是可以经过修炼，使肉体的人身长生不死，而达到神仙的境界——"与天地同休，与日月同寿"。

试看，这种想法是多么地雄壮，有多大的气魄与胸襟。不论人类是否真正可以达到与日月同寿的目的，仅仅是这种假想，已够得上伟大了。除了中国人，世界上又有哪一个种族敢做此想呢？

是的，西方文化宗教中提到了"永生"，但那仍是精神的、死后的事，与道家的假想是不可同日而语的。

道家的这种想法，正是像他们自己所说的"宇宙在手，万化由心"。

事实上，道家并不只是想，并不只是敢于说说而已，他们真正致力于方法的寻求，真要征服人类的躯体，真要控制人类的生命。在他们努力的过程中，所得到的成就，与中国医理关系至为深切。

中国的文化讲究做人做事的一切道理，其中最要紧的一项是孝道。所以读书人要通"三理"，即医理、命理和地理。

命理是混合在医理中的，都以五行为依归。在医治病人的时候，如果知道病人的八字五行，就可以明白病人体质的弱点，这对于治疗的帮助是很重要的。

一个为人子者，父母的命不能不知，由命知道父母衰旺的进展和变化，父母患病要知道医治，父母百年之后，更要知道地理，选择适当的地方安葬。

所以，这些观念交织成的中国文化，认为读书人要通"三理"。

但是，实际的情况是，每一种学问，都包括在中国的一切学问书籍之中，它们像织布机上的经线与纬线，都织在一起。只要多读书，一定会涉及这些学问。

也可以说，这些学问的源头是同一个，只要一通，不自觉地就都通了。

（选自《易经与中医》）

阴阳思维

中国医学思想理论，是中国伞形文化的一支，而这个中国伞形文化的伞顶，就是《易经》的文化。中国的一切，被困在这个伞形文化之中。

既然整个的文化都受着深深的困顿，医学方面自然也不例外，事实上，医学所受的困顿最深。困顿中国文化的，第一是阴阳思想，第二是五行和天干、地支。

谈到中国思想的由来，不免又使人想到阴阳的问题。事实上，在中国文化的发展领域中，阴阳完全属于另外一个系统，到了春秋战国时代才综合起来，而加上一个"家"字，就有了所谓阴阳家的出现，这是经司马迁的整理而名正言顺的。从上古文化开始，处处都谈到阴阳的问题，但是，说阴道阳的人虽多，他们所指的意义是不是同一个，则大成问题。

可以说，孔子笔下的阴阳与老子口中的阴阳绝对不是一回事，也不是同一个东西。这就跟《大学》《中庸》不能代表孔子思想是一个道理，因为这是孔子门人所著，并非孔子所著。也好像是，老子口中的"道"，与《孙子兵法》中的"道"，以及道家心目中的"道"，都不是一样的"道"。

先说孔子笔下的阴阳吧！不论《易经·系传》是否孔子所著，其中提到了阴阳思想："一阴一阳之谓道，继之者善也，成之者性也。"

孔子所说的一阴一阳，是形而下的法则问题，这种形而下的法则，是一种不可变的定理。孔子所说的善是什么？性又是什么？后来连禅宗的明心见性，也是借用了孔子的这个"性"字。孔子又说："生生之谓易，成象之谓乾，效法之谓坤，极数知来之谓占，通变之谓事，阴阳不测之谓神。"在孔子这几句话中所提到的阴阳，很明显指的是宇宙的本体，与"一阴一阳之谓道"中之阴阳，也完全不是一桩事。有人曾问我这个阴阳是什么，我的回答是："能阴能阳非阴阳之所能。"

在《说卦传》中，孔子又说："昔者圣人之作《易》也，将以顺性命之理，是以立天之道曰阴与阳，立地之道曰柔与刚，立人之道曰仁与义。"在这一段中，我们可以了解到，所谓阴阳，纯为一种抽象的符号；这个阴阳的道理，可以应用到任何的事件与学问上去。在物理世界之中，以动静做符号代替了阴阳，在地球上则以刚柔为代表，而人文方面则是仁义的道理。统而称之，都可算是阴阳之理。所以说，单以孔子所提到的阴阳而论，所代表的都不是相同的意义，更何况其他的阴阳。

老子在《道德经》中说："道生一，一生二。"这个所谓的二，似乎是阴阳，这是形而上的道，也是根据《易经》的原理而产生的。再看一看下面这句话："万物负阴而抱阳"，于是一幅阴阳的太极图出现了。大家提到中国文化，就想到了这一幅太极阴阳图，认为是中国文化的根源。细察文化的历史，太极图是在唐以后才有的，而所谓"万物负阴而抱阳"的这幅太极阴阳图，老子连影子也没有见过啊！

在《内经》医理中，无处不是阴阳，但是这些阴阳杂说，没有经过整理，可说是一篇杂混在一起的阴阳说法，使人有模糊不清之感。

医学的大系统，不论中西，不外乎下列数种：呼吸系统、消化系统、神经系统、感官系统、皮肤系统、骨骼系统、内分泌系统等。

在医学日趋发达的今日，中医及西医已呈现了合流的趋势，西医方面由于科学的快速进步，缺乏综合的意义，更嫌分支太多，有左耳一科、右耳一科之叹；而中医又嫌太过笼统，牙痛也是阴阳欠调和，眼红也是阴火旺的那一套阴阴阳阳。

阴阳在中医中的意义有七个方面：气候、地质、呼吸、气脉、身心、组织、治疗。现在分述如下。

1. 气候阴阳

这是天象的范围。地球上的四季区分，是中医最重视的问题。因为气候列入了阴阳的范围，北方就是属阳，而南方变成属阴了。有一种说法认为，北水不清，南方的水才清，这也是阴阳的道理。

在天平的两端，将同等重量的木炭及泥土，各系一端试验，在冬至一阳生时，木炭就重了，而在夏至一阴生时，泥土就重了些。这也算是与阴阳有关的事。

由于这种现象，说明了风雨晦暝的气象变化，产生了温度、湿度的变异，深深影响了病情的发展。

但是由气候而讲到病理，是很令人困扰的事。由病理再牵扯到阴阳，更是大可不必。

2. 地质阴阳

这是风土的问题。地质土壤影响了植物的生长，间接也影响了当地居民的体质和抵抗力。由于寒温暑湿，当然也产生了阴阳。

在北方生长居住的人，患了伤风，都有某些习惯治疗的方法，但是到了台湾之后，昔日的老方法都不生效了。问问台湾的朋友吧，原来他们吃凤梨治伤风，吃杨桃治咳嗽。这就是地质的问题。

3. 呼吸阴阳

呼吸也有阴阳吗？真妙！左鼻是阳，右鼻是阴，信不信由你。反正未学瑜伽术及道家方法的人，左、右两鼻很难畅通。这里所说的畅通，有一定的方法，就是用手按住一个鼻孔，只用另一个鼻孔尽量吸气，到极限时，急速呼出。如此交互呼吸，而没有鼻水滴出，才算畅通。如果两鼻畅通，表示身体健康，头脑清爽，精神愉悦，这是毫无问题的。

在中医的说法，是虚实表里，就好像一根软的水管子，没有水时，管子是虚的；有水时是实的，也是以阴阳区分。

呼吸的阴阳道理，与气候及地质阴阳来比喻，与宇宙的法则是同样的道理，只不过是将这个法则应用到人体罢了。到了人体之后，它的时间与现象，只与宇宙的法则略有不同而已。

4. 气脉阴阳

中医在诊脉的时候，用"浮沉迟数"来表示。究竟什么是浮？什么是沉？什么是迟？什么又是数？只有临床经验很多的医生，才能体会到此中的道理。

有了浮沉迟数，就表现出病情上阴阳的道理。这些病理的说法，也都在医经中与其他的阴阳之理笼统共讲。

5. 身心阴阳

这是中医的哲学部分。在中医的医理上来说，医是身心并重的，要兼顾阴阳的两面，就是身心两面。因为病起的原因与治疗的方法，都与身心有关。

甚至，虽然有病的是我们的身体，但是心理的因素却占百分之七十，而生理只占百分之三十。如果一个医生能给病人安全感的话，已经治了一部分的病了。所以，中医的医理，心理是重于生理的。

6. 组织阴阳

人的全身器官，都是以阴阳来代表的，如头为阳，肾为阴，等等。

十二经脉也有阴阳。与《易经》的说法一样，这些经脉都呈交叉的现象，所以会发生左边病医右边、右边病医左边的情况。

7. 治疗阴阳

这部分主要是药物相关的问题，以及一砭二针三灸四汤药的道理。

说起来，药物实在比医理更加有趣，因为按照中医学的说法，每一种药都有它的阴阳两种特性。

就拿药性较猛的大黄和附子来说吧，少吃一点大黄，就有泻的作用，但是将一斤大黄熬成药膏，服后不但不会泻肚子，反而会造成便秘的现象。这是物极必反的道理，就是所谓阴极则阳生，阳极则阴生了。附子这味药，道理也是一样的。

如果以针灸来说的话，大家都知道，有些病人天生是晕针的体质，如果一针下去病人晕了过去，在另外还阳的穴道来上一针，病人马上就好了。这也是阴阳的治疗方法。

关于阴阳的问题，有本名为《易纬稽览图》的书，其中说："降阳为风，降阴为雨……是故阳还其风必暴，阴还其雨亦暴。降阳之风，动不鸣条，降阴之雨，润不破块。"这些都是以阴阳来说明气象的变化。医理及治疗方面的阴阳，仔细研究一下它们所代表的意义，就可得到一个清晰的轮廓。

所谓阴阳的道理，实际上就是一种交互作用，处处顾及阴阳，也就是求其均衡，以达到中和、协调的互相作用而已。在某些方面来说，比如经脉的问题，所谓阴阳兼顾，也不过是一种传导的作用。再拿感冒来说，也就是一种传导的传染而已。如能丢掉阴阳的包袱，而用具体并且容易了解的方式来作系统化的说法，不是更好吗？

谈到医理，应该属于抽象科学之哲学。说明在宇宙的万事万物之中，有一种相等的对冲均衡作用。譬如说，有向心力则有离心力，有阴则有阳，这就是阴阳观念的产生。许多人把《易经》的对等和变化与爱因斯坦的相对论列入相提并论的范围，实际上这是很不正确的。我也不懂相对论，我相信把《易经》比作相对论的人，也不一定了解相对论。所以说，看到街上的"原子理发店"，并不表示与原子真有相同之处。

事实上，阴阳的道理，就是理论物理的东西应用到人体而已，而理论物理的发展，也已进入了哲学的领域。追溯人类的文化史，埃及、希腊、阿拉伯、印度及中国这五大系统的文化是极为相同的。所以，中国的八卦和阴阳的说法，也许是一个劫数中，人类冰河时期文化的遗留，在冰河期人类文化极高度地发展，遭到毁灭后残余的一部分结晶，就在不同的地区蔓延滋长起来。

　　既然认清了阴阳的本身意义，只不过是对等均衡力量的消长，那么舍弃了"阴阳"二字，又有什么关系呢？

（选自《易经与中医》）

五行思维

说过了阴阳，再来说一说五行。五行的发展与《易经》是完全不同的，五行是西北高原的文化，沿黄河发展下来，纯属中国北部的文化系统。就好似我们提到了孔孟，知道是周代鲁国的思想，而老庄思想则是南方的楚国文化。

看见了"五行"这两个字，好像我们要开始算命了。不过，算命的确也是根据天地间的法则。五行是天文的代号。一方面是抽象的原理，一方面也是实际的应用。

《易经》上说"天行健"，"行"就是动的意思，《易经》的基本原理是说，一切都在运行不息。有人说西方文化是动的，东方文化是静的，不知是根据什么。我们姑且不论西方文化的好歹，只证明中国《易经》的文化，是生生不已，一切都在不停地进行着。

究竟五行是与《易经》同时开始的，抑或是在汉代开始的，说法不一。但是，汉代时期对于抽象理论科学的建立，极有成就，是一个不可抹杀的事实。

五行是金、木、水、火、土，它们代表了宇宙天体中五个星球：金是太白星，木是岁星，水是辰星，火是荧惑星，土是镇星。这五个星，加上太阳与月亮，称为七政。太阳与月亮是经星，五行之星是纬星。这些星球的辐射能，影响了地球，地球当然也在放射能，而影响其他星球。

　　木代表生发的功能，在人体代表肝。金代表破坏性及坚固的本体，在人体代表肺。水代表了冷冻，在人体代表肾及大小肠。火代表了挥发功能，在人体代表心。土代表了中和之性，有中和金木水火的功能，在人体代表脾胃。

　　依照综卦的道理，一切事物都有一种相对性，凡是有好处的，一定也有缺点；有害的，也必有其利益的一面。五行的本身，也是如此，所以五行是相生相克的，它们相生的次序如下图所示。

$$生　　生　　生　　生　　生$$
$$金 \rightarrow 水 \rightarrow 木 \rightarrow 火 \rightarrow 土 \rightarrow 金$$

图1：五行相生关系

五行顺势相生，隔代相克如下图所示。

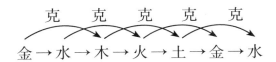

图2：五行相生相克关系

在八卦的方位上来说如下图所示：

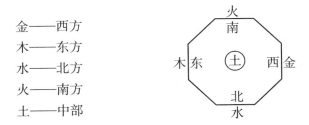

金——西方
木——东方
水——北方
火——南方
土——中部

图3：五行与方位

实际上，四川、西藏乃多金之区；东部生长茂盛；北方天寒，冻结较久；南方则气温较高。

了解了五行的相生相克的道理，就会明白中医不是头疼医头的原因。一个人感冒咳嗽了，肺部有了麻烦。肺是金，要想帮助金增加力量，必须先去扶助土。因为土能生金，土是脾胃，所以说一定要同时调理脾胃，并顾及肾水及大小肠。

事实上，金（肺）有毛病，一定会连累到土及水，所以肺有了咳嗽，胃气绝对不适，肾气也受肺金的影响，而引起耳鸣。

中医的理论根据五行，在治疗的时候，要找到病源之所在，彻底的治法，所以不是头痛医头，而成为头疼时，反来医治其他的部位了。

看到了五行，以及人体的内脏也以五行来代表，不禁想到了《内经》中的一句话："肝生于左，肺藏于右。"照生理解剖学看来，肝脏分明在人体中的右边，而肺又是两叶，藏在胸腔内的左、右两边。那么，《内经》不是在胡说八道吗？绝对不是的！"肝生于左"，《内经》并没有说肝生"在"左，这不是部位的解释，而是气脉流动的解释。中国医理注重气脉的问题，肺的气脉就是从右边流动出来的。

五行的原理，最初是应用在天文上，与医学是毫不相干的，研究一下司马迁的《史记》，就可以明了。司马迁的真正学问，在他所著的八书之中，其中《律书》《历书》《天官书》等，都是述说人类生命与宇宙法则的关系。在司马迁的《史记》之中，最重视的是《游侠列传》（侠义的行为）、《货殖列传》（经济问题）、《日者列传》《龟策列传》（卜卦）。

太史公司马迁是一个天文官，精通五行阴阳，在《史记》中记述了汉武帝嫁女选吉日的事，因各家说法不一，最后由武帝圈定。关于在卜卦中所重视的灵龟，司马迁也指出南方有人吃龟肉之事，等等，似乎说明了这一切都有理，但是这些理也并不是绝对的。

不过，遍阅《史记》，却找不到五行阴阳与医的关系。看来司马迁对医的态度，只是承认医的需要，却并未尊重医学，亦不重视医学，不认为医学是一门了不起的学问。

既然在《史记》中找不到阴阳五行与医学的关系，再来看魏晋时代的情况。因为两汉时代过于重视阴阳五行，对文化造成极端的困扰，到了魏晋时代，产生了玄学。这种谈玄的风气，完全是对五行阴阳的反抗才产生的。这个反抗的潮流，演变到了唐代，才算使文化稍稍脱离阴阳五行的羁绊。战国的阴阳家们，将原来应用在天文上的五行转而应用到医学上；在那个时候，医学已有相当完备的理论体系。像后来的华佗这样的大医师，都是由研究医术而追索到哲学的范围，再由哲学而返回应用的医学技术。

阴阳家将五行阴阳的道理套在已经颇为发达的医学上面，形成喧宾夺主之势。实际上，医学的理论并不是根据五行而发明的，所以我再三提出丢弃阴阳五行之牢困，也是根据这个基本的道理。医理学的本身，具有高深的理论基础，在针药、气功等各方面，以及时间与空间的重要性和相互关系，都是要兼顾的。明白了这种原理，绝对不需要用五行的法则来束缚医学的应用。相反，我们对于把五行勉强应用在医学上要在下面提出些疑问。

五行配合人体的五脏，所产生的五行生克，使我们产生疑问。首先木是春天，五脏之中主肝。凡是春天的病，难道都是肝脏的问题吗？秋天是金，金又主肺，可是秋天所患的病，也不可能尽是肺病。

五行和人体方位是来自《易经》象数的一门学说，如果应用到人体上也是大有疑问的。因为把一个判断方位的罗盘置入人体是不准确的，对医学来说更是毫无价值可言。如果说方位对人体真有些关系的话，那只能说是地域的方位，住在北方的人与住在南方的人病情变化是不一样的。我一向主张冬天可以吃冰的、冷的，而夏天却要喝热茶，不愿吃冰淇淋。许多人赞扬中国人能适应环境，也是与懂得方位有些关系。

苦味入心，酸味入肝，甘甜入脾，辛辣入肺，咸入肾。药多半都是苦的，难道都是治心病的吗？山西人最喜吃醋和酸的，他们的肝脏是否和其他省的人不同呢？川贵一带的人嗜食辣椒，但我相信，他们的肺病患者在比例上也不是最高的。这些都是五味配合五行生克方面的疑问。

阴阳八卦和五行，只能在抽象的观念上以及理论上，保持着一种说法，但在医学的应用方面，绝对不应该应用这些原理来束缚医学。

（选自《易经与中医》）

天干地支的道理

天干、地支、五行，都是中国上古的科学，现代人因为不懂而轻视了它。现在变成好像迷信的东西，因为只把这精美的科学用来算命、看风水了，所以给人看不起。

天干十个字，按照五行分类也分阴阳，甲乙丙丁戊己庚辛壬癸，甲乙是木，丙丁是火，戊己是土，庚辛是金，壬癸是水。

为什么叫金木水火土呢？就是代号。物理世界坚固的东西，矿物质之类的，用金做代号。木呢？生命不会断绝，永远发展不已，这个属于木。大家都读过一首白居易的古诗吧？

离离原上草，一岁一枯荣。

野火烧不尽，春风吹又生。

草木的生命，秋冬以后就没有了，但是春天重新成长。这代表了生命生生不已，永远没有死亡，只是表面上有死亡而已，所以用木来代表。火是热能，生命没有温度，没有热能，冷冻起来就死亡了。水当然更重要，譬如这个地球百分之七十是水，我们肉体生命也是百分之七十的水。所以，金木水火土，它们只是代号。

这就是我们上古的，也许不是几千年或一万年的上古，而是上一个人类史浓缩的科技精华流传下来。这个十天干的"干"字，是干扰的意思，不是树干的干。我们这个地球外面的生命，金木水火土，包括月亮太阳，在古代天文叫七政，是很重要的。太阳月亮不讲了，所以这十个是五行的天干。五行是地球外面的五星，金星、木星、水星、火星、土星，我们现在晓得是物理的。万物都在放射，我们生命也在放射，地球也在放射，彼此放射都有干扰，所以叫作天干。天文上的五星，现在都还存在，彼此都有关联。

地支就不然了。地支十二个，子丑寅卯辰巳午未申酉戌亥。这个支不要加"木"字旁，是支持、支撑的意思。天干是这样干扰，地支是自己放射的支撑，地支同太阳、月亮放射的系统有关系。所以学《黄帝内经》，学中医，必须要搞清楚；尤其学中医针灸的原理，更要搞清楚。针灸子午流注的方法，要用活子时，人的身体内部的活动同宇宙、太阳这个星球的法则是一个原理；也就是说，它的动能是同一个原理。所以必须要弄清楚。

这个地支的阴阳和五行性质，又跟天干相互结合并影响。天干，外星球的放射功能影响这个地球，等于外界的一切影响我们身体一样；我们本身的放射也影响别人，影响外面，互相都有关联有影响。地支的金木火水土属性，也要了解。你们诸位假使研究中医生命科学的，最好记得住，能了解一下，尤其年轻的能背来，不要去追问理由啦，先把它背好你自然就知道了。亥子是水，寅卯是木，巳午是火，申酉是金，那么中间有四个呢，辰戌丑未这四个属土，这是属于五行。

天体中的五个星球，通过放射对地球不断地发生干扰，这个干扰的性质，就定名为天干。虽然五星是由金木水火土五个代表，为什么天干变成十个呢？因为五行不够说明天干的阴阳全部意义，所以，每个由两位来代表，这十个天干是：甲、乙、丙、丁、戊、己、庚、辛、壬、癸。它们代表的意义如图4所示。

五 行	原 素	原 质
木	甲	乙
火	丙	丁
土	戊	己
金	庚	辛
水	壬	癸

图4：五行与天干

地支共有十二，就是前面说过的子丑寅卯辰巳午未申酉戌亥。

十二地支代表了地球本身的放射能，与天干交互作用影响，而形成了天地间变动的法则。

十二地支代表了一年的十二个月。十二地支同时代表了一日的十二个时辰，每一时辰有两小时。十二地支同时也代表着十二个不同的年代，在天地间不停地运转着。

十二地支与十天干配合，每六十年循环一个周期，称为六十花甲。六十岁的老人，也称为花甲老翁。

天干地支是一门伟大的学问，这门学问，对物质文明而言，是超然独立的，所以中国以往的年代，不论人事的兴衰、帝位的转移，一律采用干支为年的代表。

天干地支所代表的宇宙，道家称为"造化洪炉"。人类在这个洪炉中，不过是一点点渣子而已，所以人死了，称为"物化"或"羽化而登仙"。

在图5中，包括了天干、地支、方位、五行及人体内脏。由中间的对角线，看出了对面相冲，只有土在中间协调。

《易经》的道理是，立场相对、性质相反、等则相冲。

十二个地支的另一个别名，是拿动物来代表，叫十二生肖。这个肖字就是小字下面一个月。古代儿子写信给父亲，是自称

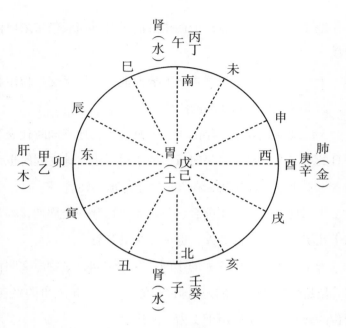

图5：干支、方位与五行、五脏

不肖子的。如果我们照一张相片，叫作肖像。这个"肖"字代表像不像样的意思。所以儿子写信给父母，自称"不肖之子"，就是说比爸爸妈妈差，不像你们那么好。这是儿子的谦虚。

十二生肖也代表年代，每年有一个动物的代号。简单地告诉你们，这也是从阴阳来分的。子属老鼠，属阳的；丑属牛，是阴的。接下来一阳一阴，一共六阴六阳。

（选自《易经与中医》）

心物一元

　　这个生命，勉强说是心物两方面的结合，所以中国的文化说，是心物一元，一体的，一体两面的功能。中国上古，五六千年以前，讲的是阴阳两方面的结合，阴阳是两个代号；八卦，八八六十四卦，都是代号、逻辑，不是呆定讲某一个东西。

　　传统文化中所说的"心"，是包括整个人体的头脑、四肢、百骸、腑脏，甚至所有全体的细胞。乃至现有生命活力所波及的反射作用，以及它能起思维、想念和意识所反映的"见、闻、觉、知"等功用，都是一"心"的"能知""所知"的作用。它既不是纯生理的，又不是纯精神的。而生理的、精神的，又都属于"心"的范畴。所以便可知道传统文化中的"心"是一个代号，是一个代名词。如果把它认定是说心脏的"心"，或是脑的反应，那就完全不对了。换言之，"心"是生理、精神合一的代号，既不是如西方哲学所说的"唯心"，也不是"唯物"，它是"心物一元"的名称而已。

《黄帝内经》讲生化互克的理论，如果对于上古的传统科学没有基本知识，你读了会觉得很好笑，认为太玄了！也很矛盾，好像很不合于现代人的科学逻辑观点。其实，上古中国文化中的医学、天文、地理等学问，它的立论，都从科学的哲学基本出发。所谓上古传统的科学的哲学，它是从"心物一元""天人合一"的立足点来发挥。因此庄子有"天地与我同生，万物与我为一"的名言。又如道家所说"人身是一小天地"，换言之，天地万物乃是一个整体生命。如果你从这个认识去探讨，精密研究《内经》等学识，就可知道《内经》之学的内涵，并非只属于医药的范畴。

原始的医理，除了阴阳五行之外，将思想意识方面的问题归纳为德、气、神、精、魂、魄、心识等类。这些与哲学以及生物学、心理学都有关系。

何谓德?《内经》上说："天之在我者，德也。"德者，得也，就是成果的意思，在《内经》上来解释，有生命就是德。这个德用在道德方面是秦汉以后的事，在传统的医学上却只是得的意思。

何谓气？"地之在我者，气也。"气是体内活动的气，对地球上的生命而言，好像是活的一种生命之能。

何谓精？"德流气薄而生者也，故生之来谓之精。"男女双方与生殖有关之分泌，是为精。

何谓神？"两精相搏谓之神。"两精相搏成为神。此神既非宗教方面之神，亦非道家所谓之神，乃是生命之神。神既是自身的生命，如生命完结则神亦不存在了。这个意思不像儒释道方面对神的观念，认为离开肉体生命之外有神，儒释道这种对神的观念在中医医理之中是找不到的。

何谓魂？"随神往来者谓之魂。"跟着神往来者，是为魂。如此说来，魂并非神。何谓魄？"并精而出入者谓之魄。"跟精出入者，是为魄。

何谓心识？"所以任物者谓之心，心有所忆谓之意，意之所存谓之志，因志而存变谓之思，因思而远慕谓之虑，因虑而处物谓之智。"看看这种说法，其中毫无阴阳五行，仔细研究其内容，似乎不成系统，本身互相矛盾，至于人类之思虑如何而来，则仍不得而知。所以这种说法只能算是模棱两可的，不彻底的，使学者难以明了。

在中国上古的时候，所重视的是"神"；中古时代，所重视的是"气"；在宋元以后，最重视的是"精"。不幸的是，宋元以后所讲的精，却违反了原来的意义，而成为男子之精液及女子的卵脏，使精的含义变为狭义而且表面化了。

实际上，精血包括了激素及维生素的内分泌系统，精从脚下生，脚下涌泉穴通会阴穴（又称虚危穴），是开始精的生发部位。由下向上，到了海底穴，是生命能的基点。

在《内经》中，我们可以了解：五脏属阴，是藏精气神的地方；六腑属阳，藏质体的所在。但是精神究竟是什么，仍然无法得知，只好借用老子的话，"恍兮惚兮"。中国古代医理的形而上学，是唯心的，属于天人合一，本体论的范围。《内经》是偏重于形而下的应用，所以对形而上与精神魂魄问题，无法有圆满的解说，结果就变成"恍兮惚兮"了。

如果发展形而上的基本研究，医学可以达到一种伟大的新境界。就是由自我心理治疗，进而超越生理现象。这才是基本的重要问题。

道家有一本重要的书，名叫《黄庭经》。晋朝的王羲之，是有名的书法大家，他曾亲写《黄庭经》，可见《黄庭经》在人心目中的分量。《黄庭经》中提到了上药三品，就是精、气、神。就好像奇经八脉中的气血问题，也是语焉不详，互相借用。怪只怪那时候的字汇太少了，因此显得暧昧不明。如果用今天的复杂词汇，勉强借来描述一下，那么所谓的"精气神"就好像现在人们心中的"光热力"。把一个死去的人做解剖，既无精，又无气，更无神。当然光、热、力也不存在。

所谓气，是一种生命能；所谓精，是一种生命力；所谓神，就是一种生命之光了。但请大家千万不要误会，这种说法只不过是一种比喻的解释，使我们比较接近明了而已。

孔子在《易经·系传》中说："精气为物，游魂为变，是故知鬼神之情状。"关于魂魄的问题，我们常听到人们说某人有没有魄力，某人气魄够不够大！这是有活力与否的意思吗？其中含有气与精的要点与因素。

再由一个"鬼"字来说，一切由"田"字开始。从田向下发展，上面戴上歪帽就是一个"鬼"字。神字是从一开始，一为天，一之上加一，下面垂象三画就是象征天象的垂示，右边加上下通达的"申"字，便是"神"字，神表示上下通达之意。这就是说，依据天象的垂示，通达上下左右是为神。

在人的活力充满时为之"气"，气动则变为"神"。用"神"的方法，呼吸往来，使身体充满了气，气是生命之能，就能转化为神了。

大家都知道孟子的话："养我浩然之气。"古来谈养气的人真是不少，庄子、列子都谈过养气。庄子所说的，人能养气，成为真人，等于说，不懂养气的人都是假人，至少是白活了。

夜气是什么？那正是子时，一阳来复的时候，夜静如水，那时的宇宙浩然之气，充满在天地之间，对养气的人来说，多么地重要。

有经验的人，可以借着嗅觉，判断时间的变化。譬如说，在古时夜里行路，没有钟表，有些人可以努力嗅一下空气，便知道是什么时刻。因为天地的变化，反映在气的味道上，自有其共通之处。

　　那么真正的生命也同《黄帝内经》讲的一样，有灵魂来入胎，那就是我们的思想，叫作神，这个神是无形无相的。现在医学只讲脑，其实不是脑。以佛学的观点，我们的脑是身体的一部分，所以佛学讲眼耳鼻舌都在头上。这个身是什么？由脑到每个毛孔都是属于身。这个神是神志意识，不在脑里。神志意识通过脑起作用，存在身体内外旁边都有。至于有多大的范围，就很难讲了。不过，刚才我讲光的道理是这么一圈，意识也是这么一圈的范围，所以人有时候有灵感，这个灵感莫名其妙一下加进来，但是又看不见。要形成一个生命，神和气很重要。

（选自《南怀瑾与彼得·圣吉》《原本大学微言》
《易经与中医》《小言黄帝内经与生命科学》）

第二章

身体是个小宇宙

八卦与医理

提起《易经》来，很多人称其为群经之首，称其为经中之经，称其为哲学中之哲学。这话实在具有相当的道理，在所有的经典之中，似乎《易经》包括了一切，《易经》就是智慧的结晶。

在中国五千年文化历史中，关于《易经》方面，可以分为两个阶段。第一个阶段是汉易，第二个阶段是宋易。

简单地讲，易学包含了理、象、数三种学问。理——是以哲学的方式，解释宇宙间的万事万理。象——是以理论科学方式，解释宇宙间事物的现象。数——每一个现象都有数在其中，也是属于科学的。

汉易偏重象及数，是属于科学性的，也是与道家关联最深切的，所以也有称汉易为道易的。而宋易所讲求的是理，属于儒易，与道家关系较浅（邵康节则走的汉易道家路线）。所以与中医原始有关的也就是汉易了。

提到《易经》，大家都会想到伏羲画八卦。究竟什么是卦呢？卦者，挂也。是一种现象挂在我们的眼前，故而称其为卦。《易经》所说的卦，是宇宙间的现象，是我们肉眼可以看见的现象。宇宙间共有八个基本的大现象，而宇宙间的万有、万事、万物，皆依这八个现象而变化，这就是八卦法则的起源。

能够观察到宇宙的现象，将之归纳成八大类，画成八卦，这岂非超人的智慧？所以八卦是智慧之学，我们看到京戏中孔明出场，身穿阴阳八卦袍，就说明了高度的智慧，是以八卦为代表的。

卦既是宇宙的现象，欲把这个形象记录下来就要画，所以卦是画出来的，不是写出来的。卦是抽象的代表，也可以说是图案的符号，八卦也就是一种逻辑符号。

卦的组成为爻。什么叫作"爻"呢？一直线为一爻，称为"阳爻"，一直线中间隔断也为一爻，称为"阴爻"。卦就是由阴爻和阳爻所组成的。

我们再看"爻"字，是由两个斜的十字所构成。照地球物理的解说，地球磁场与经度及纬度呈斜交，这两个斜爻也就代表宇宙间的一种形态，万物皆系交错而成。而这两个交错，恰成为两个十字架，爻字也正是两个十字架的代表。

我们的祖先伏羲氏，是否真的这样画卦，可能还是疑问，但中国文字的起源，却是由象形而始，也就是说由画现象开始的，好像画卦一样。

写字多半是由上而下的，可是画卦却是由下而上的，也就是画卦是由内向外一爻一爻地画。这是画卦的一个基本常识。

虽然可以从上而下、从外而内地画卦，但是最初画卦的方法，是由内而外，是由下而上，这是有其重要道理在的。

我们生活在地球上，地球生命的功能，是由地球中心向外散发所产生的。以一个人为单位来说，个人的行为能力，也是由内而外的。这是《易经》的基本思想，也就是画卦由内而外、由下而上的原因。

图 6 是伏羲所画的先天八卦方位图，可是这个八卦图，在唐以前未见流传，是在唐宋以后才出现的。是否伏羲氏所画，我们不作考据，在此不加讨论，现在让我们看看先天八卦所表现的意义。

离卦（☲）——卦象是圆中一点，代表太阳。

坎卦（☵）——上下外围都是阴，中间一画阳爻象征光明，代表月亮。

巽卦（☴）——正面下面破碎，代表风。

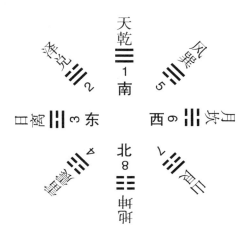

图6：先天伏羲八卦

震卦（☳）——下面阳，上面破碎，代表了震动，为雷。

艮卦（☶）——地上有突出的高山，代表了山。

兑卦（☱）——上面的缺口，表示了湖泽、海洋。

　　大家看了这些阴爻阳爻，也许难以了解为什么会代表了日月天地、山泽风雷。但是我们要知道，最初所画的这些卦，并不是像今天所画的这样直，这样整齐，原始的画法，阴爻可能只是两点而已，所谓阳爻，不过是一块整的而已。它的形状也不一定是整齐的，而且卦是立体的。

　　所以，离卦的形状，只是一个圆圈，中间一个黑点，用来表示太阳。其他各卦，也是如此演变的。

看了先天八卦，我们清楚地了解到八卦已经将全部宇宙的现象画下来了。这宇宙间的八种现象，就是天、地、日、月、风、雷、山、泽。请问，除了这八种现象构成了宇宙自然界外，另外还会有什么东西呢？八卦的归纳真是太伟大了。

孔子在《易经》的《说卦传》上说"天地定位"，从任何方向望去，都是天。"雷风相薄"，大气摩擦发为雷电，雷电的震荡成为气流；"山泽通气"，这个道理与针灸的应用，是完全相同的；"水火不相射"，火多则水干，水多则火熄，极难达到均衡。

至于八卦所代表的人体部位如下，这是丹道派的观念：

乾——头部　1

坤——腹部　8

离——眼睛　3

坎——耳朵　6

震——丹田（生命能）4

巽——鼻子　5

艮——背部　7

兑——口部　2

我们看到（图6）八卦上的数字，真觉得有趣，一二三四是向左旋转，五六七八是向右旋转。这是《易经》的基本原理："天道左旋，地道右旋。"

我们再看这些数字，对面相加皆成为九，所以先天八卦中虽然没有九，但九实在存在于其中，称为九在其中矣！

西洋的微积分，据说是深受易理的启示而发明的。但是《易经》"数"的观念，却认为天地间只有一个数，那就是"一"。这是《易经》的数理观念，这个所谓的数理，也并不一定是今天数学上的意义，大家不可混为一谈。

这个一，如果加一则等于二，再加一则等于三，最高为九，再加一则又回到了一。这个思想方法是归纳的逻辑，与西方分析的逻辑是完全不同的。

在这些数字中，一三五七九，至九为最高数，九代表至阳，阳能至九之数为顶点。二四六八十为阴数，六在中间，代表至阴。

兑为泽，它在八卦上的方位为东南，可以说东南多水。以现在来说，台湾正处于先天八卦兑卦的位置上，正好在海洋的地方。

巽卦为西南，巽为风，那么西南是多风的区域。云南下关的风最大，卡车经过的时候，可以关了油门，任风吹驰而行，其风大可想而知，故有人说："此之所谓巽为风也。"

各地因气候不同，地理环境有异，造成医疗方面的偏差。比如说，北方多温病，因此《伤寒论》只能适用于南方了；台湾是海洋亚热带的气候，用药的方法与大陆上完全不同。所以，如果将一样的药、一样的方法，应用到世界各地，忽略了气候的因素，那是绝对不正确的。

谈到这里，我想起了二十年前的一桩事。一个朋友害了一身黄肿的病，由另一个中医朋友治疗，在他所开的药方中，使用了麻黄六钱。当时我大吃一惊，因为在大陆上用麻黄非常慎重，绝对不敢用这样多的。这个病友吃了一两剂药未见效，这位中医朋友又增加麻黄为一两。那时我实在忍不住要问他了，他解释说，台湾药品质欠佳，成分有问题，再加上气候的因素，一两等于大陆上的两钱而已。岂知照他的处方服用后不久，病就好了。由此证明，中医最重视的是气候。

先天卦所代表的是本体，是宇宙的法则。后天卦所代表的是应用，是根据宇宙的法则，应用于万事万物。

《易》的体用，是在汉、魏、南北朝以后才发展出来的。道家的哲学，阴极则阳生，阳极则阴生，也是互为体用的道理。了解了体用之分，我们自然会明了，许多堪舆方面、命理的各种不同八卦，只不过是将先天卦之"象"，搬到后天卦的"数"上，另成一个八卦；或者是将先天卦的"数"，搬到后天卦的"象"上，也另成一个八卦。这样搬来搬去地应用，他们有他们的理，但是因为原理未见阐明，这门《易经》的学识，就变得更为神秘难懂了。

在易学的基本观念中，有一种阴阳消长的道理，就是阴极则阳生，阳极则阴生。如果根据这一点来说，中国的文化，基本上都是以易学做基础。例如，以易理来讲历史哲学，便有"话说天下大事，合久必分，分久必合"这种由阴阳消长的道理发挥而来的论调。阴极则阳生，阳极则阴生，也正是道家的基本哲学思想。

现在要介绍文王的后天八卦图，见下图。

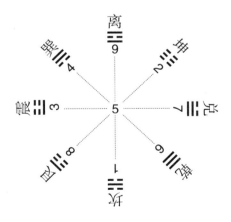

图7：文王后天八卦

请大家注意并牢记后天卦的"数"，因为它与针灸关系极为密切。

我们看了后天卦，发现它的"象"与"数"都与先天卦不同。

一个数与对面的数相加都成为十，也就是说，与对面合成为十。由这里使我们想到，佛教合十的神妙意义，如果引用到医理方面，似乎是表示，保持均衡的重要，能保持均衡才是健康。中国的教学法，往往把枯涩难记的学理，编成押韵的诗，以便于背诵，后天卦的念法是：

一数坎兮二数坤，三震四巽数中分，五寄中宫六乾是，七兑八艮九离门。

"帝出乎震，齐乎巽，相见乎离，致役乎坤，说言乎兑，战乎乾，劳乎坎，成言乎艮。"这是在《说卦传》中，汉易据此以象数次序而解释物理世界的法则。据说是孔子所写，这个次序法则，当然是后天卦所表现的，也应该说，后天卦是根据这个法则而画的。孔子的这几句话，简单地解释是：

太阳在东方升起，震为东，为春，一年之始，一日之始（帝出乎震）。

不久就表现了它影响万物的能力，万物滋长，巽为东南，春夏之间，上午至正中则光辉而治（齐乎巽）。

离为南，日正当中，为夏，万物都在充分发育（相见乎离）。

日偏西时，或夏末秋初，自然界蓬勃之象已收，坤为地（致役乎坤）。

日落时，在一年之中是仲秋气象，这时兑卦已是一阴来到，一切开始进入阴的境界（说言乎兑）。

入夜，也是深秋之时，阳能的乾卦进入阴境，阴阳就有交战的现象（战乎乾）。

子夜，孟冬之时，万物所归，在极阴的境界中，一阳在其中矣，这是新的转机，坎中满（劳乎坎）。

夜去冬尽，宇宙间一切开始暗中萌动了，新的阳能又起来了（成言乎艮）。

在先天伏羲八卦中，三爻为一卦，但是后来的演变，却将两个卦加在一起，六爻成为一卦。在六爻之中，下面的三爻卦为内卦，又称下卦；在上面的三爻为外卦，又称为上卦。六是个奇怪的数字，易学认为第六位最高，据说在自然科学位数方面，也认为六是顶点。

在八卦图上看到的三爻卦，是在八个方位，现在配合成两个三爻一卦，成为六爻卦，结果每卦（三爻）就可以变成八个（六爻）卦了。如此一来，八个卦的总数就是六十四卦了。

现在让我们先看看乾卦及其变化。

☰乾为天。

☴天风姤，根据《易》的必变道理，从内部最下变起，好像宇宙间起了大风，即变成为姤。

☶天山遁，二阴生起，浑然一体的阳气开始退藏，即变为遁。

☷天地否，天地形成后，则天下多事矣，是为否，等于有天地则有人，从此无宁日，也可以称为《易》的幽默，下一变为。

☴风地观，由内而外视之，颇为可观了，也可以称是持盈保泰的道理，再一变为。

☶山地剥，如不保泰，则为剥，好像是人的身体，如不保重则剥损。

☲火地晋，这是第七变，是外卦初爻的反变，称为游魂卦，等于说，人虽未死，却游魂于废墟之间，到墓场中去观光了。

☲火天大有，这是第八变。内卦整个还原，称为还原卦，也称为归魂卦，但是，这个归魂，虽象征着生命的延续，却并非自己生命的还原，而是子孙的延续。所以世界上没有任何事是可以绝对还原的，所谓还原，不过是变化的一种，而与以往的形式相似罢了。

以上所说的，是乾卦本身及其变化，一共是八个卦。另外的坎卦、艮卦、震卦、巽卦、离卦、坤卦、兑卦，也都各自变化，其法则相同，共为六十四卦。

先看八卦的方圆图（见图8），从右下方的乾卦，一条

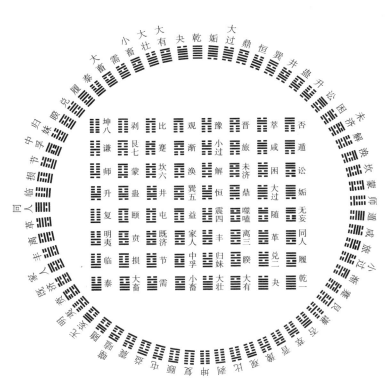

图8：伏羲六十四卦方圆图

斜线到左上角的坤卦，一共是八个卦，就是八卦中的乾、兑、离、坎、震、巽、艮、坤。而它们的数字分别是一、二、三、四、五、六、七、八。由此方圆图，可以看到六十四卦中每一卦的"数"。方图所代表的是空间，圆图代表的是时间。

那么圆图是如何排列的呢？

从方图上方第一排开始，由坤卦为起点，到第一排的最右边否卦，再接第二排最左边谦卦，如此一排排地接下去（到姤卦为止，从复卦开始从另一个方向排，到乾卦为止），形成一个圆图。

在圆圈的中心，从乾卦到坤卦画一条线，好像是天体银河的位置，而这一圆圈即代表着时间，一年之中的二十四节气，及十二个月，皆由是而产生。

在圆图中，除掉乾坤坎离代表了天地日月，而不采取为节气之用外，下余六十卦。每卦代表六天，共三百六十天，是为一年。五天又为一候，三候为一气，六候为一节。所以一年有十二个月，二十四节气，七十二候。

这是根据太阳系必然的法则，以卦象说明气候的变化，预知气象由斯产生焉！气象变化深深地影响着人类的一切，医理与气象的关系最为密切。

（选自《易经与中医》）

人体与天地的对应

我们知道，八卦代表宇宙间八大现象，大家一定会怀疑，我们这万物之灵的人类，怎么没有包括在内啊？

关于这一点，道家的观念最为有趣，他们认为地球是一个有生命的东西，而我们人类，只不过是地球上的寄生虫而已。说寄生虫还好听一点，实际上，道家称人类为"倮虫"，也就是裸体之虫，生下来赤裸裸的裸虫而已。

道家又称宇宙是个大天地，人身是个小天地。撇开生命的来源不谈，道家认为人的生命作用，与天地是一样的。先从既有的现象来说吧，《内经》上把一个人身归纳为二十六部分，都与天地的法则相配合。

比方说，人的头圆圆的，在整个人身的顶上，就像天一样。我们的脚在下，平平方方的，像地一样。我们的双目，闪闪发光，不是天地间的日月吗？七窍再加上下体的两窍，恰如地上之九州。人有喜怒的时候，就像天地之雷电。我们的四肢，就像一年的四时……如此配合共为二十六，比之天地：

头 天

脚 地

左眼 太阳

右眼 月亮

九窍 九州

喜怒 雷电

四肢 四时

五脏 五音

六腑 六律

寒热 冬夏

手十指 天干

十二肋　十二时辰[1]

夫妇 阴阳

三百六十五骨节　三百六十五天

十二关节　十二月

膝肩 高山

腋腘 深谷

1　通行版《黄帝内经》原文为："辰有十二，人有足十指、茎、垂以应之；女子不足二节，以抱人形。"

十二经脉 十二经水（江河）

卫气 泉气

毫毛 草芦

卧起 昼晦

齿牙 列星

小节 小山

高骨 山石

募筋 林木

腘肉 聚邑

人有时不生育，地有时不生草

以上是《黄帝内经》的二十六人身形象，配合天地之形。这种说法是否有理？或者有牵强之嫌？还有一种说法，认为这是魏晋以后的思想。

《内经》及《难经》上又说：一吸脉走三寸，一呼又走三寸。一呼一吸为一息，一息之间，脉走六寸。一昼夜，人呼吸一万三千五百息，脉走五十度。每二百七十息时，脉走十六丈二尺。一昼夜，脉共走八百一十丈。漏水下百刻，阴阳走二十五度。

我们看了这些寸、度、丈、息，没有人不糊涂，更不知道这种度量衡是什么标准。暂且置之不理，再来看一看西方的科学计算，这也许是我们能够了解的。每人每分钟平均呼吸十八次，二十四小时呼吸二万五千九百二十次。普通人脉搏的跳动，每分钟平均七十五次。太阳经过二万五千九百二十年，完成一次周期轮转。

我们先把中西两方面做一个比较来看。《内经》的观点：二十四小时呼吸二万七千次。西方的观点：二十四小时呼吸二万五千九百二十次。二者相差约一千次，也许男女有别，或者今古人体力也有差别，那么这个相差数字等于并不存在。再看西方说法中的一点，认为人的一昼夜呼吸，与太阳的周期轮转是一样的数字。这意味着什么？这证明了道家的学说，认为人体是一个小宇宙，将一昼夜的周期扩而大之，就是太阳的运行周期。由此看来，中西的论调是不谋而合的。也可以说，既然是真理，外国话也好，中国话也好，说的都是一个东西。

所以，中西的文化是可以沟通的。其实，它们本来也就是沟通的。《人文世界》杂志上曾登载了一篇翻译的文章，题目是《月亮与疾病》。这虽是一篇外国的文章，但我深深相信，这个理论是由中国道家的学说中转输到西方的，因为这方面的知识，我们中国的道家实在早已有了。

干支与潮汐有关，这是因为月亮影响着潮汐。不过，我们要注意，同样的日子，同样的干支，但在浙江与广东、东北与福建潮汐的时间仍有差别。因此，把这些有时间差别的干支，刻板地应用到人体上，是绝对有问题的。况且，人与人各有不同，也可以说，每人自成一个自己的法则与天地，把这些不同的人和不同的法则都套入宇宙的大法则中，岂有不发生偏差的道理！勉强套《易经》八卦来对付全体病人的理论，正是中医的一大缺点。他们总认为如不搬出《易经》八卦和天干地支，好像中医就没有理论根据似的。

（选自《易经与中医》）

从《易经》看生命变化的规律

《系辞》第一章："乾道成男，坤道成女，乾知大始，坤作成物。"

乾、坤两卦这个符号，在过去，乾卦代表男人，坤卦代表女人。如过去写婚书，男方的八字称"乾造"，女方的八字称"坤造"，就是以乾、坤两卦为代表，这种观念的来源，在没有读过《易经》的人，认为是江湖人物的秘语，实际上，中国文化几千年来都是以这两个卦为代表的。"乾道成男，坤道成女"，这两句话，也牵涉到中国古代医学的生理问题。乾亦代表了阳，坤亦代表了阴，男人就是阳，女人就是阴。"乾知大始，坤作成物。"乾、坤两卦，也代表了宇宙物理的形成，乾卦这个符号代表了本体。

宇宙是怎样开始的？西方宗教说，宇宙是由一位主宰创造的，人类万物都是依这位主宰创造的。但中国文化没有这一套，中国文化只说人命于天，如《中庸》所说："天命之谓性，率性之谓道，修道之谓教。"

人命归之于天，那个"天"并不是宗教观念的天，是形而上的符号，在《易经》上更没有这种神秘的观念。生命有个来源，哲学上称为"本体"，宗教家称作"主宰""神""上帝""佛""道"，而《易经》上称之为"乾"。宇宙万物，都是从"乾"的功能发生的，"乾知大始"，一切万有都是从乾而来的。坤卦这个符号，是代表这个物质世界形成以后。在物质世界没有形成以前，就是说没有天，没有地，没有男，没有女以前，那是本体。"本体"一词还是根据西方哲学文化观念翻译而来，而在中国古代文化，则指那个物质世界尚没有形成的阶段是乾，等到有了宇宙万物的这个世界的形成，它的符号是"坤"。"坤作"是说它的功能造作出来，造成了万物。

"乾道成男，坤道成女"这两句话，后来发展到道家的阐释男性、女性时说：男人一身都是阴性，只有一点真阳；而女人一身都是阳性，只有一点真阴。这就是说阳中有阴，阴中有阳。有些年轻同学不信这一套，我告诉他们不能不信。举例来说，一个男人，身材威武，脾气很大，所谓气宇轩昂的人，往往有女性的情感及态度；反之，看来很温柔的女性，往往心理状态则是男性化的。心理学上的这种例子很多，如中国古代重男轻女的话："青竹蛇儿口，黄蜂尾上针，两般皆不毒，最毒妇人心。"好像妇人最坏了。我们接受了新的文化观念以后，指责这类文字重男轻女，但是深一层观察，很有道理。女性的性情本来很温柔，但下了决心的时候，果断的力量比男性大。而男人个性是非常激烈的，真到了某一阶段时，反会犹豫不决。女性亦往往比男性聪明，有天然的敏感，所谓直觉。可是这一点，如果站在全面而言，又是男性更为高明，而男性在全面虽高明，在某一点上则糊涂，世界上失败的事情，又往往失败于一个小点上。这是从心理学上看阴中有阳、阳中有阴的道理。

"乾道成男，坤道成女"这两句话，在中国医药方面的学理研究起来，问题深得很，亦多得很，可见中国医药之难。如男女的更年期，女子在四十九岁左右，男子在五十六岁左右。有的妇女在更年期生理起变化，个性的表现亦改变，原不喜说话的变得啰唆，原来爱说话的变得多愁善感、深沉忧郁，原来保守的变成狂放。夫妇、家庭间出问题的，此一时期比青年人还要多，因为生理、心理起了变化。而在中国几千年前，《易经》上的乾、坤两卦就把这个法则告诉了我们，这亦就是十二辟卦的道理，我们可以将它定名为"生命变化的规律"。

现在用十二辟卦说明如下：从人类的生命历程来看，乾卦是自母亲怀孕起，到婴儿生下来，都属于乾卦，为完整的生命。开始变了以后，成为天风姤卦，这是从内卦第一爻开始变起，一阴来了，就人生历程来说，这是女性的十四岁，二七一十四。女性在十四岁生理上会有很明显的变化，但男性是以八为一个单元来计算，是十六岁。男性十六岁也会有变化，不过不及女性的明显，这就表明了男性在一点上的不聪明。

男性在十六岁以前，生命未进入后天，还是完整的，到十六岁以后，男性的乳头会有几天胀痛，这就等于女性的天癸至是一样的。以女性为标准，三七二十一岁，又一阴生长，是天山遁卦，四七二十八岁为天地否卦。这样每七岁为一个阶段，变一个卦，到七七四十九岁以后，这生命换一生命，为更年期，男性则七八五十六岁为更年期。

现代的科学，亦是这样判定男女的更年期，而在更年期中看病亦特别小心，在更年期注射激素会有帮助。我们懂了这个法则，研究医学、生理学、心理学都要注意。年龄的大体分类都是如此，人的年龄到某一阶段，就有某一阶段的生理、心理状态及病态。如今日讲少年问题，是中学阶段，亦就是十四岁到二十岁这一阶段。其实并不是现代如此，只是现代社会开放了，容易看得见这些资料，过去亦同样有问题。亦是在第一爻开始变的时候，生命的功能已经开始变了。所以做领导人、管理人的人，对于这种生命的法则，应该要了解。有时候在朋友之间可以看到很多例子，多年的朋友到了五六十岁，会变成冤家。我常说这情形，两方面都是病态，都是生了病，也就是生理影响。

再依《易经》的道理和《黄帝内经》的法则去看人的生理，从眼睛最容易看得出来。眼要老花，都在四十二三岁开始，所以到了这个年龄，如果起初感到眼睛不舒服、易疲倦，不待变成老花，第一赶快去看眼科医生。第二用中医的道理，培养肾经。中医指的肾，并不只是肾脏而已。中医的道理，左边的肾属阳，右边的肾属阴，左肾功能管生命，右肾功能在泌尿。中医的肾还包括了腺体、激素等体系，所以人到了四十二三岁这个阶段，要培养肾这一部门的机能。同时要保养肝脏，否则肝脏出问题，但不一定患肝炎，如脸上某一部分发青、发黑，易动肝火发怒，而发生人事上的大问题。中医诊断，从人的鼻上发红，而可看出胃部发生了问题，甚至可依照《易经》的法则,推断出将在哪一年的什么季节出问题。

（选自《易经杂说》）

生命科学离不开数理

关于生命的来源，第一个重要的，是从阴阳的法则才有这个生命。《黄帝内经》说女性的生命"二七而天癸至"。女人第一次月经是二七十四岁，七年一个转变。七七四十九岁月经断了，现在叫更年期。男人以八来计算，"二八肾气盛，天癸至"。男人十六岁才开始发育，变成真正的男人了。

我以前看这个书，为了研究生命科学，经常问人，你们十六岁有改变没有？有人说没有。我说我有感觉，十六岁有一个礼拜，乳房这里痒得不得了，发胀。后来我才知道男子二八十六岁才开始发育，这也是属于天癸的道理。

现在有两个问题，第一什么叫天癸？注意这个"癸"字，是中国的天文科学来的。我们天文有十个天干，就是甲、乙、丙、丁、戊、己、庚、辛、壬、癸，这个十天干，算命的都会。中国上古的科学发达，大概是上一个人类留下来的，科学发达到最高点时，把最复杂的东西浓缩用一个字代表。

壬癸在五行里属水。什么又叫五行呢？天地间星球的转动中，有五个星球，金星、木星、水星、火星、土星，与我们有绝对的关系，在互相放射，互相影响。"壬癸"两个字是属水的，水汽还没有成形叫壬水，等于蒸汽没有变成水叫壬水，癸水是成形的水。这要懂得阴阳、上古的科学了。所以看《黄帝内经》一般都不了解，只晓得天癸代表月经。其实是整个身上的激素促使月经下来，已经是成形的水了，就是癸水。所以"癸"字是这样来的。你们年轻人研究医学，研究生命科学，要注意这个书上很多的东西。

第二个问题，为什么女人以七岁为代表，男人以八岁为代表？男人有没有更年期啊？七八五十六岁，一样有更年期，现在医学也晓得。

我有一个朋友，他也叫我老师，浙江诸暨人，名叫蒋鼎文，他年龄比我大。到台湾以后，我每月去他那里一次，我喜欢他府上那个诸暨豆腐，他特别做豆腐请我吃。有一次去，那个时候我六十岁左右吧！他已经七十多了，一把就把我抓住说："南老师啊，我告诉你。"他是上将，当年北伐的时候都是大将，很有名的。他说："我现在七十几了，医生说要我打激素，我还真让他打了激素。因为他是我原来的老兵，送他到美国去学医学，得了博士回来给我检查。他说：'老将军啊，你需要打女性激素。'我说：'真是瞎扯，你这个浑蛋乱讲。'他说:'司令官,我是感谢你,报你的恩,你就听我一次好不好?''好吧!你就打吧!'真打了,还真有用啊。"

所以讲到男性、女性的更年期,这是科学,为什么是七同八?我们《黄帝内经》说得还不够呢!今天研究生命医学,做科学研究,还必须要了解其他有关的资讯。这个数字是道家和佛家采用的同样观念,扯到了《易经》,也扯到老子了。老子告诉我们道生一,一生二,二生三,三生万物。

这个问题大了,学数理的要注意了,天地万物只有一没有二,所谓二是两个一,三是三个一。所以我们读中国书,假使算八字的,我的命运到阳九之数,一、三、五、七、九到了极点,十是另外一个一。所以你看文天祥的《正气歌》——"嗟予遭阳九",他说我的命运要结束了,国家亡了,一定是要碰到阳九之数,无路可走,只有做忠臣了。所以他的诗"人生自古谁无死,留取丹心照汗青",意思是把自己的精神留给历史,这是文天祥的名诗。

现在讲一、二、三、四、五、六、七、八、九、十这几个数,其中的学问很大。道家最后来一个问题,就是一以前是什么?是零。如果拿数理哲学来讲,什么是零?零不是没有东西哦,画一个圆圈,零是代表无量数、不可知数、无穷数,它是有的也是空的。

这个数学的零,道家把它画一个图,这个零的图,里头又分阴阳，就是太极图。阳是一个看得见的现象；阴的这一面，等于研究天文宇宙有阴暗不可知的一面。现代科学已经晓得我们这个宇宙有阴暗面，就是说不可知的很多。那么我们把零代表了这个宇宙，这就牵涉《易经》数理学同五行了。

那么为什么讲七天、七年呢？为什么变成男人或女人呢？这就回过来讲中国上古黄帝以前了。我们都知道在世界的天文史、数学史中，中国人是一马当先的。我们几千年前已经有天文学、数学这些科学了，那时候的外国连影子都还没有。可是我们中国人现在很有趣，讲到自己的文化，认为中国古代的是伪科学，假的，外国的才是真的。哎呀！"伪科学"这个名词，以法律来讲是站不住的。哪个是假的？哪个是真的？如何证明？这不是开玩笑吗！这个不能不严厉地批评。

那么这个数字和许多问题的根据是什么呢？是根据天文来的。所以我们就要讲到中国的医学配合天文了。天文告诉我们，气候，一年分十二个月，三个月算一季，所以一年有四季。五天叫一候，三候是一气，三候就是十五天了，六候叫一节。如果讲天文的节气，一年十二个月分成四季，有七十二候，二十四个节气。

我们人的这个生命，如果有病了，不是三天或五天就会好的；据我了解，一个得了伤寒病的人，没有三七二十一天是不会好的。

这个七的数字，八的数字，再推下去，我们中国人每天的十二个时辰，子丑寅卯……里头都是科学，不是迷信。两个钟头算一个时辰，一天有十二个时辰，一个时辰分八刻，一刻分十五分。换句话说，我们的身体每分钟都在变化。这个里头的变化是现象，但是，能变的那个生命的本能是什么？那是个大问号。

（选自《小言黄帝内经与生命科学》）

十二辟卦与生命的时节

"乾坤其易之门邪？乾，阳物也；坤，阴物也。阴阳合德而刚柔有体。"这是从《易经·系辞传》中节录的一句。

所谓"乾坤其易之门邪"，对医理来讲，是指后代的时候以易为基础，对人类生命加以计算，并研究针灸与十二经脉的关系。

由此而引出了十二辟卦，十二辟卦是什么？辟是特别开辟的意思，而十二卦代表了生命乃至宇宙的消长。根据乾坤二卦所辟的卦，就叫作十二辟卦（其中有关节气之划分，是以中国大陆中原为标准）。十二辟卦中，各卦经管一方，就像是诸侯各管一方一样，所以又称为诸侯之卦或侯王之卦。

在这十二辟卦的图（见图9）中，由内向外分别是：（1）卦名；（2）卦象；（3）十二地支所属之月令；（4）律吕；（5）二十四节气。

在这几项之中，我们先要谈一谈律吕。

律吕是中国音乐的一个名词，看到音乐与历法及气象有

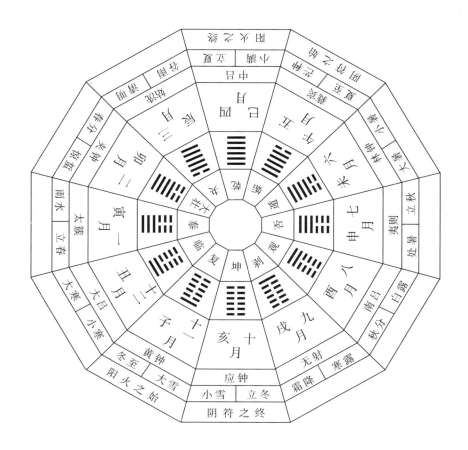

图9：十二辟卦图

了关系，难免使许多人大吃一惊。实际上律吕是表示宇宙气机的变化，同时说明了音律及历法的关系。

中国的历法，本是一科专门的学问，也是一部气象学。

历法是从黄帝开始的，那时用的是阴历，但以太阳的行度为基准。到了夏朝，就以寅月（现在农历的正月）为正月。商汤时代，以丑月（现在农历的十二月）为正月，为一岁之首。周朝则以子月（现在农历的十一月）为正月。孔子删《诗》《书》，订《礼》《乐》，对于历法则仍采用夏历。

在十二辟卦中，我们所看到的十二律吕，各代表一调。这十二个音调，与人体的十二经脉甚有关系。这些音声是如何开始的呢？原来在黄帝的时候，乐师伶伦用昆仑山解谷所产十二根竹管并排起来，一端整齐，一端则阶次长短不齐，在竹中置入葭灰（以芦苇烧成的灰）。将这些竹管埋入空屋中的地下，不齐的一端在下，齐的一端在地面。当气象变化至一阳生时，即地雷复卦，冬至时，第一根管子中有气冲出灰飞，吹起了黄钟的宫音。

这个黄钟之音，正说明了土地中的阳能，在一定的时间，向外放射。人体的气脉，也像地球中的气机一样，随着气象的变化而动。许多西方的朋友，认为中国的音乐难懂，不易引发感受。因为中国的古乐是不平均的自然律，而西方音乐是平均律，比较适宜合奏的关系。

看见前面的表上五脏配合了五音，我们也说到了律吕（音乐）与五行内脏的关系，证明音乐与人体是有绝对的关联的。

就拿西方的医术来说吧，也早已证明了音乐对人类的影响、对动物的影响。在鸡舍中放某种音乐，可使鸡多下蛋，牧场中的音声可影响到乳牛的产量。

说到我们人类，有些音乐使我们沉沉欲睡，有些会使青年人舞个不停。所以西医早已采用声音的治疗，而最早的中国医书，时常提到的音色，也就是以音声的方法治疗病人。

至于道家，有时根本不用吃药的方法，而用音声使人身体好转。

下面就要分别解释十二辟卦中的每一卦了。

诸葛亮借东风　十月

▦▦坤卦，亥月，节气立冬、小雪。这是全阴之卦，天地间之放射能，此时已全部吸收入地，但阴极则阳生，所以在十月立冬后，必会有小阳春，有一两天风转东南。当年诸葛亮借东风，就是通晓《易经》气象的道理，知道十月立冬之后，西北风一定不会天天吹，根据气象的推算，有一两日必会刮起一阵东南风，所以故作玄虚，筑坛祭风，反正一日借不到的话，二日三日下去，早晚可以等到东风。果然被他等到，大破曹操五十万军。曹操大败之后，闭门读《易》，研究到《周易》蛊卦的"先甲三日，后甲三日"和立冬时，正值坤卦当令，其中有一阳来复的道理，哈哈大笑，悟出了东南风的道理。

五十万大军的损失，才读懂了《易经》，代价真不能说不大呀！

冬令进补　十一月

䷗复卦，子月，节气大雪、冬至。到了十一月，一阳来复。在卦上已看到了一阳之象，现在是阳火之始，地球所吸收的太阳之能，又开始向外放射了。这个时候，我们都会觉得胃口不错，消化能力也好起来了。冬至开始，正是人人高喊冬令进补的时候，一点也不错，复卦早已告诉我们了。

春快来了　十二月

䷒临卦，丑月，节气小寒、大寒。现在的卦象，已有二阳了，虽是在十二月，可是春已暗中来临，地球内部的放射能已渐升高，变化遂将透出外部了。

三阳开泰　正月

䷊泰卦，寅月，节气立春、雨水。这是三阴三阳的卦，天地间至此时，地球已经是全部阳能充满了。这是春的开始，生命就要出土了。

大地惊雷　二月

䷡大壮，卯月，节气惊蛰、春分。春雷动了，这一声空中的巨响，惊醒了冬眠蛰伏的动物们，现在纷纷吐出了口中的混土，恢复了活动，这就是惊蛰的意义。卦象已呈四阳之象，阳能到达地面上了，植物也都开始了生长。

清明时节　三月

䷪夬卦，辰月，节气清明、谷雨。阳能已上升到五爻，天地间只有一点阴气残余，现在的阳气正是最充足的时期，清明扫墓、郊游，天地间充满了新生，到处欣欣向荣。

燥烈的纯阳　四月

䷀乾卦，巳月，节气立夏、小满。现在的阳气已达饱和点，物极必反，阳极则阴生，四月份太干了，使人发闷，白天也最长。到此为止，均属阳能的活动，称为六阳的上半年。

喝一杯雄黄酒　五月

䷫姤卦，午月，节气芒种、夏至。在纯阳的卦中，最下面生出了一阴，湿气在内部发生了，现在是一年中阴的开始。南方的黄梅雨，常会下个不停，天地间阴的力量又在暗中滋长。端午节吃粽子时，不要忘记喝一杯雄黄酒，驱散一下体内的潮气。

夏日炎炎　六月

☰☷遁卦，未月，节气小暑、大暑。二阴生，暗中已有凋零的意味，麦子已经收割了，象征一年中的生发季节已经过去。可是外表上，天气是炎热的，虽然内部衰相已经很深，但大地中仍有一爻阳能，利用它，另一季的农作物得以生长。

鬼节的祝祷　七月

☷☰否卦，申月，节气立秋、处暑。三阳三阴，秋天到了，天地的外部又要开始了明显的转变，虽然热，但是秋高气爽。到了下半月，夏天已全部结束，秋收开始，天气即将转凉，那些可怜的孤魂野鬼，以及家中作古的祖先亲友们，现在也该做一个生活的安排了吧！七月十五日，让我们诚心地祝祷他们，祈求他们有温暖舒适的生活准备！

仲秋赏月　八月

☴☷观卦，酉月，节气白露、秋分。秋的收割已经完成了，落叶纷纷，天地间呈现了一股肃杀之气，因为阴爻已到了外卦。秋收冬藏的工作都已准备好，夜晚也已有露水下降了。八月十五的月亮多么明亮，搬出来丰收的枣子、花生、玉米、毛豆、地瓜、梨子、核桃，让我们吹着洞箫赏月，合家团圆作乐吧。

秋风扫好落叶 九月

☷ 剥卦，戌月，节气寒露、霜降。天地间只有一丝阳气存在了，生命至此，阳能已剥到尽头，马上就要完了。深秋的风，吹卷着，满地落叶纷飞，树枝上已变成光秃秃的，除了那些耐寒的松柏之外，如果冬衣还没有备妥，可能会忽然受冻了。

前面所谈的十二个月，是地球的生命法则，缩小来说，一天的生命也是如此。一日之中的十二个时辰，也以子丑寅卯辰巳午未申酉戌亥代表。

这个生命的法则，与人的生命法则是一致的，都处在剥复之际，以十二的一半，六为分野，六阴六阳。到了第七，就是另一个开始。所以，在《易经》上称为七日来复，人体的变化也是这个法则。至于病情的变化如何，也要注意到时间的因素，中西医尽皆如此。

（选自《易经与中医》）

经脉、阴阳与天时

《内经》里可以找出许多新的科学的道理，只是大家都看不见。我问医学界的同学们，大家都没有好好读过《黄帝内经》，只有"选读"。选读有什么用！不过我现在只能采用选读，因为时间来不及。

现在我们看卷二《阴阳别论》这一篇，关于生死的问题。我们学中医的要懂阴阳五行，再三提起注意，"阴阳"两个字不要看得太复杂，那是代号，逻辑代号，不是固定的。

"黄帝问曰：人有四经十二从何谓？"黄帝问他的老师岐伯，一个懂医的神仙，什么是人的四经十二从。

"岐伯对曰：四经应四时，十二从应十二月，十二月应十二脉。"四条经脉，太阳、少阳、太阴、少阴，这是关于人体的重点，与春、夏、秋、冬四季都有关系——春脉弦、夏脉洪、秋脉浮、冬脉沉。人的生命是个小天地，天地的大法则与人的身体是一样的，这叫天人合一。不是这个天跟人怎么合，而是说，生命的法则那个动力跟天地是同一个规律的。

十二从指十二个时辰，与十二个月相对应。十二个月也对应十二经脉，十二脉指手三阴、手三阳、足三阴、足三阳。一年四季春夏秋冬，我们身体及情绪的感觉也有春夏秋冬。

我再讲个小事，跟我久了的同学就知道我有一个习惯，他们每天早上先把当天的气象报告给我。最高多少度，最低多少度，今天是什么湿度，知道了以后你就晓得穿衣服了。其实你要讲养生之道，这些通通要注意。我常常说，温度多少度，上海台是讲上海的气候，到苏州到吴江又不同了，北京台是报告北京的。温度湿度有科学报告，但是有一个适应温度的问题。我是怕冷，他是怕热，有时温度低了，那个怕热的觉得很凉快，这是本身适应的温度。所以我常常讲，要懂这个才科学。

"脉有阴阳，知阳者知阴，知阴者知阳。凡阳有五，五五二十五阳。"

"五五二十五阳"，这句话到底讲些什么？所以学校不教这个也对，因为你看不懂。这是从《易经》来的，是古代的数理科学，根据天文来的，这一篇就讲这个东西。阴阳，一年，一月，一天，都有阴阳；像现在是下午五点多钟，属于阴，十二时辰现在是酉时。这个就要注意了，你们现在不懂，所以我告诉大家，中国的文化是很奇怪的。

我当年二十一二岁，还在带兵的时候，我们被日本人打得什么都没有了，手表是长官戴的，士兵没有，不像你们现在什么都有。有一天没有戴手表，在野外走得很累，不晓得是几点钟，有一个老兵用鼻子嗅一嗅，说："嗯，三点半。"我说你怎么知道？他说："闻得出来啊！司令官。"我说你的鼻子很特别，闻得出来？他说司令官这有道理的，你看猫的眼睛什么时间放大，什么时间缩小，都是一定的，我们的鼻子也是一样。我听了无比地佩服，很想请他做诸葛亮。

其实后来我自己也懂了，人体的呼吸，自己的感受会知道。这是脑的科学，也就是智慧。现代人非常依赖物质文明的科学，依赖机器，人就作废了，很可怜。所以讲到五五二十五就要懂得阴阳之学。五天一候，三候一气，六候一节，这个数字是粗的讲。《易经》告诉你，"天数五，地数五，五十有五，其用四十九"。留一个一数不用，因为数理的道理，所有的数只有一，二不是数，是一的相对。一的以前没有数，是个零，零是没有吗？不是。零包含的意义，是一个圈，包含了无穷数、无量数、不可知数，空跟有也在内。所以一以前的零，你们学会计的，还有管财政的，会做生意的这些大老板，都是从零开始的，现在很赚钱。所以零里面有无穷数，这句话就是讲这些。

"所谓阴者真藏也，见则为败，败必死也。"人身上那个气，有阴有阳。换句话说，我们本身生命随时都有能量，你自己必须认得，这个能量有阴气，有阳气。这并不是说阳就是好，阴就是坏啊！这两个是代号，你善于应用就是控制阴阳。我们以前学这个阴阳八卦之学，那个老师也会这一套，但他道理不懂。当时我们跟他学，他要我们先会背，背阴阳这些东西。前一两句就会把你吓死了：

阴阳顺逆妙难穷，二至还乡一九宫
若人识得阴阳理，天地都来一掌中

中国的文化很奇妙，什么科学啊、神秘学啊，都把它用文学来表达。因此我说中国文化的基本在文学。你看他说"阴阳顺逆妙难穷"，很漂亮的诗句；"二至还乡一九宫"，就吓死你了。"若人识得阴阳理"，假使这个人懂得阴阳这个法则、这个道理，就是说数理科学应用起来；"天地都来一掌中"，整个宇宙掐指一算，就都明白了。阴阳家算命看风水的，不用带算盘，四个指头一掐，这个上面都是数字，就像是电脑。所以你看唱京戏的诸葛亮穿个袍子，掐指一算，什么西方庚辛金，旁边有人听到就已经知道了。

"二至还乡一九宫"，"二至"就是冬至、夏至，冬至一阳生，夏至一阴生。冬至起阳能从地心向上走，阳气开始了，为地雷复卦。夏至那一天，阴气慢慢从地心往上走，阴气来了，为天风姤卦。所以冬至是阳生，夏至是阴生，"二至还乡"，回到本位上。"一九宫"是两个代号，出自《易经》。一阳生是一，夏至一阴生是九。因为中国把这个数理浓缩下来，天地间只有一，一里头有五个阳数一、三、五、七、九；双数二、四、六、八、十是阴，也是五个。给你讲通了就简单明白。所以"二至还乡"，回到本位都是零，就是"一九宫"。他说你懂了这个原理，就懂得气脉，什么都懂了。老实讲我们当年学军事带兵的这一套还用得上，有时候说这个仗打不打，什么时间放第一枪，敌人才一定会被打败，都要算一下。所以说为大将者上知天文，下知地理，这都是旧的秘密。

"阴者，真藏也。见则为败，败必死也。"就是说你判断身体发病征候，这个阴气已经败到什么程度了。如果快要死了，就不能开药方，如果开了药方就怪到你医师的头上了。

"所谓阳者胃脘之阳也。别于阳者，知病处也。别于阴者，知死生之期。"最重要的是中间这个胃气。"别于阳者，知病处也"，这个时候你清楚晓得病情在哪里。"别于阴者，知死生之期"，你认得他阴气来了，就晓得他有多少天会死，这是医理了。我们学医的同学要注意，真的如此吗？真的。譬如你们在西藏学密宗，用印度的那一套，什么情形几天会死，什么时间死，都讲得很清楚。《黄帝内经》这一本书中也都有。现在你读了《黄帝内经》，就晓得密宗那一套，究竟是中国去的还是印度来的，也都搞不清楚了。这两个文化在上古已经交流了。

（选自《小言黄帝内经与生命科学》）

一天中的阴阳

《黄帝内经》说："故阳气者，一日而主外。"拿一天来讲，这个阴阳是白天阳气在外。"平旦人气生，日中而阳气隆，日西而阳气已虚，气门乃闭。"这是讲一天当中阳气的变化，不是讲气候，是讲我们生理上生命的气，配合天地是一样的原则。太阳一下去就睡觉，太阳还没有上来就起床，这是讲农业社会。什么叫平旦呢？天还没有亮快要亮的时候，这时是生命气的回转；到了中午是阳气最盛，就是太阳当顶的时候；下午太阳向西偏了，气就虚了，是属于阴气的范围了。

"是故暮而收拒，无扰筋骨，无见雾露，反此三时，形乃困薄。"他说到了晚上就要休息、收敛。所以我们睡觉时自然地会关门窗，关门窗不是为了气，不是为了怕小偷。反正天地都在偷哟！中国有一部道书说"人为万物之盗"，这个宇宙之间通通是土匪强盗在抢，人是偷盗万物。你看吃的米啊、面啊、菜啊，什么都偷来用，现在又偷石油用，等等。天地呢？万物之盗，天地也在偷，彼此一大偷，彼此伤害。

所以他说，晚上要知道收敛，因为气虚了。如果违反早、中、晚三时之气，"形乃困薄"，身体就受损了。

每天的气候，从夜里十一时开始，一直到第二天上午十二点，都是阳气；下午属于阴气。现在都市里很多年轻人，都是阳气不够——上午起来昏头昏脑，一点精神没有；到下午睡一个午觉起来，精神慢慢好了；到夜生活一来，精神越来越好——这些人都是阴气很盛，学中医看病就要知道了。

譬如咳嗽，有些人半夜子时阳气上来，非咳嗽不可，比闹钟还要准。因为他那个肺被痰包围了，就像是垃圾堆里有些东西出不来，半夜一到，阳气要往上冲痰出来，就咳起来了。道理就在这里，晓得这个病源就晓得用药了。你说凉药应该属阴，热药、补药是属阳了吧？不一定哦，凉药也有阴阳，凉药熬久了以后物极则反，阴中生阳。你说大泻的药吃下去就拉肚子，你买个三十斤熬它三天三夜，吃下去就便秘，泻不了！为什么呢？物极则反，这就是《易经》的道理。

《黄帝内经》说："阳气者若天与日，失其所则折寿而不彰。"阳气像天上太阳一样，如果你的阳气自己搞得不好，就短命了。我记得还有一个算法，在《金匮真言论》《阴阳别论篇》《平人气象论》《三部九候论》这几篇里。所谓阳气是什么？欢喜就是阳气，高兴就是阳气。《老子》里头讲得很明白，我就跟你们摊开来讲。《老子》里头说，婴儿睡觉的时候，到某一个时候，尤其男婴，他那个小便部位就翘起来，因为精神够了。当然有时候是屙尿，有时候不一定是屙尿。《老子》告诉你，小孩那个翘起来，他说那是阳气来了，那个时候没有性欲的观念。人长大了，男女都一样，男性呢？老子说朘作。女性呢？乳房发胀。同一个道理，一个阴一个阳，单的谓之阳，双的谓之阴。这叫阳气发动，在修道中也叫活子时。

等到十几岁，有了性的观念以后，这个阳气一来，闯祸了，叫作猛虎下山，要吃人了。所以道家要降龙伏虎，这个老虎你永远抓不住的。而且这个老虎很厉害，《西游记》上孙悟空那个棒子就是这个东西变的，本来这个东西是海底的神针，挂在那里没有用，一下子立了起来，大闹天宫就不得了了。这是阳气的道理，有形有相的。所以本身精神好、阳气多、懂得修持修炼的人，身体越来越好。阳气若天与日，失其所就短命了。

（选自《小言黄帝内经与生命科学》《我说参同契》）

看脉与思乡病

依我个人的经验，地区不同看脉也不同。譬如，我是浙江海边人，和日本人打仗的时候我在四川，那个时候四川不是现在哦，现在买一张机票到西藏都很容易。我们那个时候是"蜀道难，难于上青天"，这是李白的诗，那是很困难的。到四川我接触那些学医的朋友，他们的理论不同，诊断也不同。所以看病的时候，都要了解背景。

现在年轻人移动的多，有些北方人跟着父母在南方长大；西部的人，跟着父母在东边长大。但是我的习惯，还是像当年带兵带部下一样，你贵姓啊？叫什么名字？再一个就问履历，因为每个地方的人，个性、生命、能力都不同。譬如你带一个部队，一半是汉人，一半是回教人，那你伙食要办得不同。北方人一个礼拜不吃面，当兵的不得了，赶快做面吃。南方人在北方一个礼拜不吃白米饭，活不下去了。这些你们现在都不知道，将来你听懂了，才知道学医、做人，道理都是一样。

譬如我有一次，抗战时期正在四川，我年纪还很轻，忽然难过生病了。我就找中医看，也吃了两三帖药，我也自己认为懂一点医的。那个西医的朋友说："哎呀！你这个有问题啊！"问题在哪里他也讲不出来。有人告诉我，成都有一个老医生，是儒医。儒医不是做医生的，是在家里读书的，前清的举人。他医理很好，也不大给人家看病；不过你不同，叫某某人给你介绍就行了。这是一个老前辈，成都的五老七贤之一，都是有学问、地位的人，前清的遗老，名气很大，他一定会买你的面子，去找他介绍就成了。

我就去找他，说某某老先生医道很高明，听说他门槛很高——古人大门进来有个门槛，地位高门槛就高——所以请你介绍。他说："我陪你去。"听说刘遗老来，医生出大门来迎接，遗老替我介绍，当然替我吹捧一番。

他很讲礼貌，我也很有礼貌，不过我穿传统的军服，那个老一辈的人看到这个军服啊，两个味道。我说对不起，我没有别的衣服。哎呀！你们现在为国家出来打仗，值得尊敬啊！

他看了半天说你没有病啊！我也觉得我没有病，只是一点精神都没有，而且觉得很难过。他又说："你是有病。"他刚才说我没有病，现在又说有病。他说："对不住，你的病是思乡病。"听到这一句话，我当时精神为之一振。我小时候出来读书，祖母包了一包故乡的泥巴，用绸布包得好好的，压在我那个书箱下面。她吩咐我说："孩子，你到远地去了以后，有时候难过，自己家这个泥巴抓一把，泡一点水喝了就会好。"听到祖母讲的，我当然说："是是是！"觉得开玩笑，哪有这个事，不过她已经放在书箱里，当然要带走。

儒医提这一句话，我就想起祖母的泥巴，可是我的书箱，跟着我打仗走那么远早就丢了，书也丢了。我说："老前辈你说得对，现在怎么办？"他说："你是脚底人吧！"四川人讲外省人叫脚底人，长江下游，在他们下面。我说是浙江人。他说："你去买一点浙江的咸鱼吃就好了。"哎呀！越听越高明，赶快站起来行个军礼，出来叫部车子直奔那个市场买咸鱼。到了浙江咸鱼店门口，闻到那个咸味，一闻就好了，又把很贵的咸鱼买回来吃了。真是高明的医生。

（选自《小言黄帝内经与生命科学》）

水火交感背后的健康道理

　　水火交感就是坎离交，水是坎卦，火是离卦；清净的谓之水，燥炎的就是火。在人体上，水是属于肾部，火是心部。所以中国医书讲，人一老睡眠就少，因为心肾不交。婴儿生下来大概睡眠十六个钟头，慢慢变成十二个。儿童总要睡十个钟头，至少八九个钟头。越老了睡眠就越少，老了就睡不着。

　　我们常常讲，人老有几个相反的现象：哭起来没有眼泪，笑起来眼泪就出来了；现在的事情告诉他马上就忘记了，小时候的事情都会记得；坐着就睡觉，躺下去睡不着。人老了很多古怪的事情，都是相反的。医学的道理，心肾不交就是水火不交了。道家有个办法，不管老年、中年或是少年，失眠时，把身体蜷起来睡，变成婴儿状态，两只脚缩拢来，两手也抱起来，容易睡着。这是勉强使心肾的气交。"交"就是连起来接上电了，这样可以睡着。

　　老年人气向下面走，所以多屁，气漏得多了。神向上面跑，气向下面走，所以年老前列腺也容易出毛病，屙尿滴滴答答，也是因为心肾不交，水火不调。心肾不交是中气没有了，因为上下的气拉开了。所以到临死的时候，上面出气，下面也出气，放屁大小便一起来，一刹那间就完了，上下脱开了。所以我们这个卦象也叫"互卦"，彼此挂钩一样互相挂着。

我们人体的水、火二气，在身体健康时，火在下，水在上，头脑是冷静的。血压高是下面气虚了，就像婴儿喝牛奶用的胶奶瓶，你把牛奶装一半，把瓶下面捏扁，没有气了，牛奶就到上面来了；手一放松，牛奶就降下来了。下元的气充实时，血压自然降下来了。所以这个水火交感，是火在下时阳气充足，上面头脑才清净。

修道到了元气在下充实，上面头脑清凉，不论佛家、道家，所谓上面玉液还丹，清凉甜味的口水就经常有。人老口干没有水，所以有许多老年人变成哈巴狗一样，嘴巴张开看电视，看东西时嘴跟眼睛也同时张开，像花一样张开了。你看花要谢的时候，就张开得很大。这些好像是笑话，由这个笑话，你了解了自己，晓得调养身体。所以水火要交感，交感就是要上下颠倒过来。你感觉夏天不怕热，冬天不怕冷，自以为有功夫，寒暑不分，那是不对的。

所以要懂得《易经》的道理："夫大人者，与天地合其德，与日月合其明，与四时合其序，与鬼神合其吉凶。"得道的人就要有那么伟大。

当年我们在四川很有意思，有一位四川老先生的《易经》学问很高明，未卜先知，很多达官贵人、名流学者都跟他学。我找了四川几位非常有名的老前辈，所谓五老七贤之流，介绍我去见他，结果他不教我。为什么？他说"易学在蜀"，让四川的朋友都会了，再教你外省人。我说我不学了，凭你这句话说明你没有学问，你教我我也不学了。后来他们讲这是玩笑话啊！他跟我也交往了，但是他讲《易经》我就不来听。后来他讲《易经》也提到这个圣人境界，我就给他吹起来，我说你懂不懂修道？只会讲"与天地合其德，与日月合其明"，这种境界我都到了的。他说，你可以？那很不得了啊！我说不但我到了，你也到了，大家都到了，都是圣人。我说：你根本讲错了，圣人也是人，人个个是圣人。尧舜是人，个个也可以成尧舜，这是理学家的话。我一点都不吹牛啊，《易经》这个地方，我花三天工夫才把这几句话读通，我完全悟到了。他说，那你讲！

我说我从来没有把天当成地，也没有把地当成天，我哪样不是"与天地合其德"啊！"与日月合其明"，我没有把夜里当白天，也没有把白天当夜里，所以天亮了我起来，夜里就该睡觉。"与四时合其序"，我说夏天我也不穿皮袍，冬天我决不会穿汗衫，冷了就多穿，热了就少穿。"与鬼神合其吉凶"，那个鬼的地方我也怕，凶的地方我不来。我说，很平凡的事，你为什么把它讲得那么伟大呢？最伟大就是最平凡，"道法自然"，违反自然都不对。即使你到了可以违反自然，你的生活行为还要和普通人一样的自然，那就是道了！即使不是圣人，也是剩下来的"剩人"了。圣人跟"剩人"差不多的，你千万不要把自己变成一个圣人的样子，那是世界上最愚蠢的人。

　　现在我们回头再说所谓水火交感，这个中间是有变化的。刚才讲到火一定在下，但不是发烫，也不是发热，也不是说手发烫可以给你治病，这种花样多得很。好几个朋友，当年给人家治病，最后治了半天，自己也治倒了。这个是像充电一样，是有限的，因为你不是真的有道啊。偶然小病可以帮忙帮忙，大病是绝对不灵，这样给人家治得好吗？我"未之见也"！

　　道要正常，正常就是道，平常就是道，千万要注意啊！所以讲水火交感，水火相交，火在下水在上，这是比喻而已！道家也有很多的方法，但属于旁门，不过旁门也是门，有时候你们也可以用。大约二十几年前，日本人发明的温灸器，放在肚脐上，暖暖的，可以治肠胃病。这是日本人把中国道家的老方法拿出来卖钱，这个在道家叫作灸脐法。其实用不着那个，我教你们，年纪大的朋友都可以用，比较保险。用桂圆肉一颗（新鲜的叫龙眼，干的叫桂圆），花椒六七颗，加上那个艾绒一同打烂，晚上睡觉的时候挑一点点，小指甲面那么大，放在肚脐里就行了。你不要小看我们的肚脐，肚脐会吸收的！

当年有些吃鸦片的人，政府禁烟，抓住了要关起来，所以不敢抽，就把鸦片烟膏放在肚脐上，效果差不多。肚脐有个孔，我们在娘胎里头的饮食、呼吸都靠这个肚脐连到妈妈。所以把这个药放在肚脐，用橡皮贴把它封住去睡觉，比那个温灸器还要好。胃病也好，各种病都好，老年人的身体绝对保健康，身体需要就吸进去了，不要的它不吸。这样就会水火交感了，继续二三天后，早晨起来嘴也不苦啦，口也不干啦，肠胃病都会好了。这个是真的秘方，你们也可以替人家治病，不过不要收钱，我公开讲的你们去卖钱，那不太好啊！这个水火交感，火在下，就是元气在下，水在上，也就是清凉的在上。所以老年人口水多，脚底心还发暖，冬天脚都不怕冷的，一定长寿。

"虽变而不失其常也"，变化过程当中，能变化的那个道体不变，那个是常，是本性，这是先讲一个原则。"盖丹道之要，不外一水一火"，所以修性命之道的要点就是一水一火。拿我们人的生命来讲，譬如我们思想就是火，人的生命都被这个不断的思想情绪烧光了。什么是水呢？宁静没有思想了，气沉，神凝气聚，那个境界就是水。清净就是水，躁动的则是火。

我们讲这个水火的道理，有一个故事。唐朝有一个老和尚，真正得道的，叫鸟窠禅师。他没有庙子，在大树上面盖个草棚，像鸟窝一样，他就住在那里，打坐、睡觉都在那里。这棵树在杭州一个山顶上，下面是个悬崖，虽然不太高，人如果掉下去，虽然不死也要重伤的。那时出名的诗人白居易做杭州的刺史，杭州西湖有一条堤叫"白堤"，就是白居易时候修的。白居易听到这个鸟窠禅师很有道，就去访他，看见老和尚住在树上面，他说："老师父，你住在这里太危险了！"老和尚说："刺史，我一点也不危险，你才危险。"白居易就问他："弟子位镇江山，有何危险呢？"鸟窠禅师说他"薪火相交，识性不停，得非险乎"，意思是白居易文章好，诗也好，做官天天都在用脑筋，这就是心火相煎，念识不停，这样太危险了，生命要烧干的呀！因为心念就是火。白居易一听有道理，再问鸟窠禅师："师父啊，佛法太麻烦了，有没有简单的方法？"鸟窠禅师说："诸恶莫作，众善奉行。"以白居易的学问，一听就说："师父，这两句话三岁小孩都知道。"鸟窠禅师说："三岁小孩都知道，百岁老翁行不得。"人活到一百岁也做不到。

这一段故事就是说明，水代表身心清净的境界，火代表念识奔驰，就是我们心头的思想念头。

（选自《我说参同契》）

五色、五味与五脏

根据五行与颜色的关系，至少由病人的颜色，可以判断出他身体的病况，这一点是毫无疑问的。

再根据这个原则发展下去，颜色对人的影响就很大了，所以颜色与声音一样，都被用作医疗方面考虑的因素和方法，近代的西方医学，也同样注重颜色的治疗。由目前的实际现状，我们也可以反过来证明，道家以音、色配合人身的器官，是绝对正确有理的。

《黄帝内经》说："草生五色，五色之变不可胜视。草生五味，五味之美不可胜极。嗜欲不同，各有所通。"这个"草"代表一切的植物，大地上的植物有红、黄、蓝、白、黑五色，而五色七彩十彩的变化，"不可胜视"，你看不完。过去大学里有博物这个课，是研究植物的；现在大概分得更细了，园艺啊、植物啊，很多的分类。"草生五色，五色之变不可胜视"，人的知识很难统统了解。而且草有五味，咸甜苦辣酸，"不可胜极"。

提到五味，我们就要读一读《本草》了。根据此种可信的传说，最初编的《神农氏本草》之中，只包括了七十多味药品，经过历代的研究、实验增添，《本草》逐渐在增多，不仅是项目的扩大，而且是范围的扩大，青菜、萝卜、童便、人粪，统统都已进了《本草》的纲目之中。明代的一位名医李时珍，将各项药品分类，重新编订，命名为《本草纲目》，可说是一本最有价值的中医药物学。我昨天碰到一个青年朋友，做医生的，很了不起，我还叫他正式去研究草药。你不要认为开个单子，到药店就买来了，那是干的；草药原形你看都没看过，原味也没有尝过。学医的除了要学原理，草药植物的东西一定要懂。

"天食人以五气，地食人以五味。五气入鼻藏于心肺上，使五色修明，音声能彰。五味入口藏于肠胃，味有所藏，以养五气，气和而生，津液相成，神乃自生。"

"天食人以五气"，你看颜色，有时候颜色对身体也有影响的。地上则生菜啊、米啊，给人五味来吃，都是为了人的生命，所以天地人，人在中间。

"五气入鼻藏于心肺上"，五色五味后面的功能叫作气，五气入鼻，香味进入鼻子藏于心，等于心脏连带肺都有关系。鼻子的呼吸，呼吸系统跟肺有关系，一直到肾。所以中药有五色五味都要分别清楚。"天食人以五气"与"以养五气"两句中的五气不同，前者指外在物质的气，后者五气是代号，是内在气的变化。

"五味入口藏于肠胃"，就是到胃里去。"味有所藏，以养五气"，给了生命本身的营养。"气和而生，津液相成，神乃自生"，吃进去的东西五色五味，到肠胃接受了，消化了，变成了液体。其实液体在胃里头是滋养，滋养变出各种营养，乃至变出了内分泌，变成血，变出了无数的东西。有了这些后天的营养，我们的心神才自然而生。这是讲一个原则，这几段原则里头，包含的内容很多了。

《黄帝内经》又说："阴之所生，本在五味，阴之五宫，伤在五味。"西医讲自律神经，拿中国的奇经八脉来讲，由舌头接下去一直到会阴穴，包括五脏六腑，都是任脉的路线。可以说任脉是管血的。这个有关五脏六腑的，都是由饮食来的，与五味有关。所以学中医用中药要懂得五味、五色同五脏的关系。讲中药有五色，什么红色入心，什么黑色入肾啦，白色入肺，青色入肝，黄色入脾等。几十年前学西医的外国人，笑我们是乱说。现在科学证明了，尤其是美国的科学，非常注重颜色了，就是我们原来讲的红色归于心，黑的归于肾。

"是故味过于酸，肝气以津，脾气乃绝。味过于咸，大骨气劳、短肌，心气抑。"吃太咸的不行，这个学医的要懂了，我是顺便提的，我不是医生。我们在外面久了，尤其是学生多了，问你是哪里人。南方人，喜欢吃鱼腥吃咸的，尤其是广东人、江浙的海边人，就晓得他的病在哪里了。如果他是西北人，看法又不同了，这些都有关系的。

"味过于甘，心气喘满，色黑，肾气不衡。"味过于甘，像我们江浙一带喜欢用糖做菜，吃多了，也影响心气和肾气。"味过于苦，脾气不濡，胃气乃厚。味过于辛，筋脉沮弛，精神乃央。是故谨和五味，骨正筋柔，气血以流，腠理以密，如是则骨气以精。谨道如法，长有天命。"

（选自《小言黄帝内经与生命科学》《易经与中医》）

情绪与五脏健康

　　《中庸》上说："喜怒哀乐之未发谓之中。"一般人都认为这个所谓喜怒哀乐，再加上爱恶欲共为七情，是一种纯粹的心理现象，如果心理能够平静，就是得道了。这种说法和想法是绝对错误的，因为《中庸》上所说的情，并非心理部分，而是生理的问题。有些人有周期性的情绪不佳，有些人悲观烦闷等，他们的心中知道自己情绪不佳，也很愿意丢掉悲观烦闷，但是却无法克服，因为这是生理上内脏的影响所造成，并非心理的问题。所以在《礼记》上论到性情，指性为能思想者，指情为内脏，就是这个道理。

　　《内经》上提到情绪的问题，谈论颇多，主要是说人的情绪影响病情极大。"喜乐者，神惮散而不藏；愁忧者，气闭塞而不行；盛怒者，迷惑而不治；恐惧者，神荡惮而不收。"

　　《内经》上又说到心神的关系，"心怵惕思虑则伤神，神伤则恐惧自失。破䐃脱肉，毛悴色夭，死于冬。"如忧虑则伤神，人自然会变瘦，颜色干枯，病重者冬天死。说到冬天死，就涉及五行生克的道理，据医师的注解，因为心理作用影响生理，使人消瘦。心属火，冬天属水，故至冬天火受水克而亡。

所以许多医疗手段是用心理的方法，这又要说到清朝的名医叶天士了。有一天，叶大医师的女儿后颈长了一个对口疮，不能开刀，疼痛啼哭。叶天士就对她说："不要哭，过七天后，你的腿上还要长一个疮，比现在的更大、更痛。"他的女儿听到，不免天天看着腿上那个地方，久之，血液集中，果然出了毛病，原来的疮反而好了，叶天士就把腿上的疮开刀治疗。这是心理作用转移法，就是心理配合生理的治疗。

前面说过情绪是五脏所影响的，如果一个天生悲观的人，在医学的理论上来说，认为此人的肝不太健康，至少他的肝多少有点儿问题。如果不是天生悲观的人，但因为一时某种影响，导致悲哀，又不知自拔，久而久之会产生一种阴缩的现象。所谓阴缩，是指性的方面发生冷感现象，以及性器官的萎缩。另一方面，阴气亦呈萎缩，脸色随之发生变化。

肝在五行上属木，如果肝出了毛病，严重致死的时间是秋天，因为秋季属金，金克木之故也。肝不健全或者有病，常会表现在一个人情绪狂妄之上，也就是说思想言语有夸大、欠真的情况，归纳为魂受伤，会导致精神病症。

所以，从一个人的情绪，即可判断他的病症；知道了病人的病，也就可以判断他的命运了，这就是以往所谓能医能卜的道理。肝是营养血的，血又营养神魂，如果肝气虚的话则胆小，肝气壮则胆大。肝气有时会呈现不舒通的现象，称为肝气实。在这个时候，此人容易生气，所以看到火气大的人，就知道他的肝气不通顺，俗话说肝火旺就是根据这个道理。

有人主张每天大笑三声，增加健康，因为大笑的时候肺部开张。道家也是主张喜乐的，因为笑是阳明的性质，道家有一句话："神仙无别法，只生欢喜不生愁。"常常朗声大笑的人，大概肺部健康没有问题。如果有了口干、胸闷的感觉，就是肺气不通的现象。喜乐固然增加了肺的健康，但是如果喜乐过度，也不是好事，那时人的魄会受到伤害，发生了突然的变化，甚至这个人的意志也会突然改变，就说他是乐极生悲吧！如果肺有问题的话，肺属金，到了夏天火旺的季节，病情就会恶化。

心是人体中很重要的器官，一个人如果有个健康的心，也许不会使人感觉到他的特异。中医的医理，偏重于气脉的道理，如果心气太衰的话，也会造成人的悲观情绪。如果看到一个人太过于爱笑，不要认为是乐观的表现，这是因为他的心气过于实而造成的反常状态，所以要从乐观、爱笑中分别是健康是病态，倒也不是简单的事。另外一个重要的器官肾脏，是管经脉的作用。如果肾气太虚，易发生昏厥的现象；

如果肾气太实，则五脏都呈现不安的情况。盛怒不休的人，除了伤害自己的意志外，对于肾脏也有极重大的伤害。如果肾有了重病，腰也变硬了，病人常死于夏天，水火不能既济之故也。

脾和胃在五行都是属土，是黄色。不要小看了脾，人的意志是否坚强是受脾的影响。如果忧愁长久，脾会受伤，意志跟着也变得薄弱起来。脾虚的话，四肢软弱，好像用不上力一样；如果过实的话，则呈现小便不利的现象。脾既系属土，在它受伤过深时，四肢就变成不能动弹的状况，有了这种状况，病人可能死于春，因为春天是木，木克土之故也。脾有了问题，也会发生失眠的现象。这时候吃些黄花菜（金针菜）烧肉就可以治疗失眠，因为黄花菜是黄色，有补养脾胃的作用。

中医医理强调心理作用的重要，认为精神变化对于生理病理影响重大。所以在《养生篇》之中多着重于平时个性的修养，这些都是属于心理方面的健康。有了心理的健康，才能促进或改进生理的健康。一个人要保持乐观，少发怒，一怒不但伤肝，又伤脾伤肾，可以说伤了所有的内脏。忧郁也是在慢性地摧伤五脏。这些都是可从平日的修养中努力改善的。

恐惧也是极端不妙的，所以从前的家庭教育中，注重不使幼儿受惊，以免生理上受损。恐惧可伤精，可以造成脱的现象。这个"脱"字包括了大小便以及脱精，一般人常说的一句话——吓得屁滚尿流，就是脱的道理。

在医学上，五脏的构成人与人都不是相同的，就和人心不同各如其面的道理一样。因为构成不同，而造成每人意志、个性、精神都是不同的。关于这方面，需要科学进一步证明，现在不敢断言，仅将医学上观点介绍如后：心脏大者，忧不能伤，易感邪气，即血循环力强，其人胆大，冲劲大，皮肤的纹理较粗。心脏位置较高者，粗心大意，心高气傲难以进言。心脏位置较下者，易伤于风寒，易于进言，也容易受骗。心脏小者，易满足，易安但多忧，皮肤带赤色，皮肤纹理细。

（选自《易经与中医》）

补药不能随便乱吃

中国人，尤其广东朋友喜欢进补，老年人吃补品，高丽参啊一大堆！常常很多人被补药补死了，毛病都是补出来的啊！说真的，偶然要补一下的话，老年应该是补阴，不是补阳啊！高丽参这些补阳的补不得！有些人身体是虚的，虚不受补，他本来虚了，里头都是虚火，本来都在冒火，补药一下去更发炎，慢慢病倒了，不可救药。

到了中年以后，真正的补药就是靠自己，也就是道家讲的"上药三品，神与气精"。精、气、神怎么培养转来呢？心静、妄想少、欲念少（广义的欲），宁静到极点时，自然"太阴真水"就培养出来，精神也就来了。

所以，"离中元精，本太阴真水，又称木液"。在道书上，元精另外一个名称叫作"木液"，木属肝，所以太阴真水另外一层意义也叫"木液"，就是肝功能。肝功能干什么的？藏血的，真水有形的就是血。血是什么？木液。说到肝及肝功能，东方人得肝炎、肝病的也最多，差不多都是肝血出毛病，就是血液的问题。

木液旺了以后，阴极阳生，阳精就来了。"坎中元炁"，坎卦里头"本太阳真火"，是上面的精神照下来的，"又称金精"。

精神靠气来的，气充足了就滋阴了。所以要想修道成丹身体健康，就是坎离两卦转过来，也就是"水火为体"，一水一火，一动一静，一空一有。有时要空念头，有时要提起念头，有时要修上窍，有时要下降，运用之妙是火候问题，在于你自己。搞不清楚，永远修不成的。所以修道之难，要靠智慧，不是说师父传个功夫给你，死死地守住那一点就修成功了，那样只会修死，不会修到长生不老！

真正要调整身上的血液是滋阴，老年滋阴是补一些胶质，胶质多就滋阴。譬如说白木耳、龟板胶都是滋阴的，不是补阳的。但这些补药，老实讲我碰都不碰，不敢碰。人修道就要靠自己，还去靠草木、动物，好丢人！对不对？做人就要有志气！偶然借用一下也需要的，借用一下欠点账就欠一点，但是全靠这个是靠不住的，还是要靠自己。你看龟鹿二仙胶，一个补阳一个滋阴，可是如果你这个身体内部气血不调整好，吃药也没有用。修道的人气血修对了，那个药只有一点下去就起大作用了。实际上药只借用了这么一点，重要的是我们要了解气血，"金木为用"，金是气，肺部的；木是肝，血液的。

五脏六腑不能偏的，补肾也好，补肺也好，你偏补了一样，别的就受损害，所以要使它均衡。补药绝不能乱吃，没有什么是真正的补药，清理内部才是补。等于这个房子墙坏了，里头乱七八糟都不清理，就用水泥把它补起来，坏的东西都在里面，它会在里面捣乱。所以，补药素来是很难用的。

冬至是一阳初生处。冬至要吃汤圆，吃汤圆是假的，是叫你注意这个时候可以配合补品了。但是有伤风感冒的话，一点补药都不能吃，有其他毛病也不能随便吃补哦！只要身体内外有一点不清爽就不能吃补，一补就把它封锁住了，病就好不了。所以要特别注意清补这个道理，清理就是补。有些人莫名其妙："哎呀，老师啊！这个清补不算补。"所谓清补，不是说轻微的补药叫作清补，完全搞错了。譬如这个房间，你说墙上破了，把它补一补，表面补好了，实际上里头还是破的。还不如干脆把破的清理干净，倒是个新的局面。所以真正的补是把内在的病完全清理干净。因为我们的生命功能自有生生不息的力量，生命自己会补助自己，这就是清补。

过去有一位很有名的老西医，他去世好几年了，四五十年前在德国留学的，是蒋介石的医疗顾问。他懂中医也会打坐，因为忙得没有时间，抓住一点时间就打坐。有一次我家里人病了，我让他弄一点什么补血的吃。他说："你怎么搞的，别人可以讲这个话，你怎么讲这个话？哪有补血的药？"我说："怎么？中医当归总补血吧！""女人血亏吃当归，"他说，"你能把当归里挤出来一滴血，我的头给你！真补血就是打血浆，十毫升的血你能吸收到两毫升就了不起，其余都排泄掉了，吸收它好困难。"他又说，"如果要吃补血的药，你多吃三块肉就够了。不管中药西药，都没有补血的。所谓补血的药都是刺激你肝脏的功能，自己生出血来。"

生命的功能，只要你一口气没有断，把内在清理了就是补，你不需要饮食补啊！乱吃补药被药补死的，我看得很多了，所以绝对补不得。

你说凉药应该属阴、热药补药是属阳了吧？不一定哦，凉药也有阴阳，凉药熬久了以后物极则反，阴中生阳。你说大泻的药吃下去就拉肚子，你买个三十斤熬它三天三夜，吃下去就便秘，泻不了！为什么呢？物极则反，这就是《易经》的道理。西医大多是不管这个的。

中医药有特别多物极必反的状况，所以补药吃多了反而出毛病。有些热药很可怕，热药蒸过就是化学作用，起了变化就变成凉药。

我们的气血，左边管气，右边管血。男的属阳，女的属阴，所以女阴血多，但阳气不够；男属阳，气多气大，蛮牛一样，但血不够。所以当归补血应该男人吃，高丽参补气该女性吃，这个中间的差别很大、很细。

在我们的历史上，许多帝王、名人，例如汉、唐，明清几位笃信道术，服用丹药的帝王，以及名人如韩愈、苏东坡、王阳明等人，都是服用道家"方士"的丹药而促成速死的，这是什么理由？在这里，我要忠诚告诫各位迷信现代成药、补药和专打补针的朋友们，应该同在这个问题上，予以相当注意。

"方士"们发明锻炼五金、八石等矿物质的药品，在医药的价值上，与在人身上做物理治疗的用剂，只要用得适当，不但没有错误，而且极有价值。但是，这类从矿物质提炼出的药品，都是燥性的，而且具有强烈挥发生理生命机能的功效，与现代某一类多种维生素等的成药，有殊途同归之妙。在真正道家"方士"们的服用方法上，第一重点，必须要在心理行为上，彻底地做到"清心寡欲"，对于男女性行为与贪吃浓肥、富于动物肉类等食物的欲望，已经绝对不生贪恋的情况下，才能开始服食。否则，这种药物一吃下去，具有强烈的壮阳作用，必然促进性机能的冲动。这对于那些帝王与名公巨卿，终日沉湎在声色场中，与醇酒美人打滚的富贵生活中人，无疑地便成为催命剂了，那有什么值得大惊小怪的呢？

第二重点，道家对于服用这一类丹药的条件，必须先要炼到神凝气聚，可以辟谷而不吃人间烟火食的程度，才能吸收融化。否则，或因食物相反而中毒，或因药而得病死亡了。总之，一般服用丹药的人，不能断绝"男女饮食"的欲求。相反地，还想靠丹药的功效，以达到"男女饮食"玩乐的要求，那么，"服药求神仙，反被药所误"是必然的结果。

（选自《我说参同契》《禅宗与道家》）

第三章

不治已病治未病

中西医学各有所长

近世科学促进了机械工业的发达，为人类带来了高度的物质文明，可是维护人类生存安全与生活幸福的技能与学术，却未能随科学的进步而并驾齐驱。如救世救人的医学发展，远不如科学武器残害人类的快速与急烈。尤其在中国，自二十世纪开始，受欧风美雨的袭击，本来造福东方人类社会达三千年之久的中国医学，因国人由心理的自卑而失去其自信，对它产生了怀疑，因此使其内蕴的精华，为西方医学所掩夺，至于一蹶不振。

其实东西方医学，各有长短，只是中国医学缺乏科学精神和科学方法的整理，抱残守缺，师心自用，以致形成家传祖秘的绝学，而无法弘扬为公开而普遍的济世学术，未能促使随时革新的医学。

在今天，无论哪一种学术知识，都须破除门户之见，而互集众长，才能对人类的幸福有崭新的贡献。就拿中西医学来说，由于文化背景的不同，也各互有短长。

中医的理论基础，以中国哲学为出发点，强调精神胜过物质，偏于唯心的路线。西医的理论基础，以科学实验为出发点，认为物质胜过精神，偏于唯物的路线。

中医注重养生，如饮食的摄生，寒、温、暑、湿的保养。西医注重卫生，如注重环境的卫生，预防传染病的流行。

中医自两千年前，即有生理的解剖，但以活的人物为对象，只是没有如现代具备科学观念与科学工具的辅助，因此不能精益求精。西医虽然重视生理的解剖，但以死的人体或一般生物为对象，而人非一般生物，生机更非死理可比，借此类推证明，确有不少弊漏。所以西医解剖的结论，还须再求进步，有重新研究、精益求精的必要。

中医特重气脉与气机的原理，以生命的活动功能为重心，一切药物治疗和养生的观念，都由此而发。例如一砭、二针、三灸、四汤药的步骤，即由此而来，这种特色，西医尚有缺欠之处。西医特重躯体腑脏的组织与保护，所以对血液营养的调整，维生素、激素的补充，则有独到的贡献。

中药以取于天然为主，所用药物治疗，直接营养，便以服食生物为主；间接营养，是以摄受植物为主。虽然自有充分的理由，但终嫌过于原始，不合于现代的科学方法。西药以流注人体以后，与生理的组织调配为主，因此无论直接和间接的治疗，多半注重矿物及生物的化学性药物，但终嫌视人如物，且有许多副作用，反而有碍人体生命的真元。

由以上各点大致看来，中西医学，彼此各有长短，不可偏于本位之见。

任何一种学说都有其哲学的基础，中医的医学当然也不例外。

有人说中医医理学是唯心之学，究竟医理是否真是唯心之论，确是一个值得研究的问题。但中医所谓的"唯心"是本体之心，是一种代号；而西方文化中的"心"，乃指思维冥想的作用。

实际上，中医医理意识与生理作用结合为一元的意思，与西方的"唯心"不能混为一谈。至于西医，则是真正的唯物。我们可以拿机器的测察人体为依据，而证明其唯物之基础。西方心理的研究，往往先以猴子，或老鼠、狗做试验，然而猴子与老鼠的心理，与人类的心理，恐怕尚有一段距离。

不论唯心也好，唯物也好；中医也好，西医也好，医理学的本身，都是从受精后的形而下开始，对于生命的来源，形而上的本体，都未加了解。但是，生命的来源是最重要的，二十一世纪的医学，必然是中西医合流，也必定是要追寻形而上生命之根本的。

你们学医的同学，好好立志去研究，把东西文化融会起来。学医是为了对人类生命的学问做贡献，假使学医只为了容易赚钱，那不值一谈，动机就不对了。佛经有一句话，"因地不真，果招纡曲"，动机不正确，不会有正确后果的，所以我再三强调这一点。

科学及医学的进步，对我们旧的东西有新的帮助和了解；对于现在研究道家的学问，研究生命的道理也有帮助。但是到现在为止，世界上真能贯通中外古今医学的人还没有，因为办医学教育的人多半都偏重一边，不大了解沟通的重要。我相信道家与中国医学的东西如果结合西方医学，对人类保健和疾病治疗的贡献会很大。有时候我发现有些很严重的病，只要懂了这些病理，两毛钱就治好了，乃至不花钱；再严重的病，常常一个动作就治好了。

所以我常说，西医救命，中医治病。有些急症，例如胃出血了，你不相信西医，不赶快去打针，偏要去看中医，那你自己找死。你认为三个指头把脉非常准确，我却觉得不大保险。中医摸脉叫作三指禅，这个不是禅宗的禅，不要搞错。凭三指真能够判断到内部的全体吗？那太难了。除非你打坐功夫已经到了二禅以上，或到了"心物一元，自他不二"的境界，那时你这个指头把脉并不是光靠脉，是靠心灵的电感，自己与病人的身体合一了，才能体察出来病症。几十种脉象，要靠三个指头去感觉，粗细浮沉长短迟速，还算容易感觉，有些脉就比较难体察了。三个指头摸人家的脉，嘴里还跟人家讲话"股票今天怎么样？美钞多少钱啦？"如果碰到我，赶快把手抽回来，宁可自己去抓药。再看老前辈把脉的时候，眼睛一闭，叫他都不理，那才是真把脉。有时候迟疑十几分钟手不拿下来，皱眉头去体认。现在是随便摸摸就开药方，这种医生不看也罢。

（选自《中国文化泛言》《易经与中医》《我说参同契》）

中医发展极简史

　　我们上古文化，有关于理论物理的学说，那便是五行、十天干、十二地支，乃至后来配合归纳，成为《易经》八卦术数一系的纳甲学说；这是先由天文、历象学识的关系发展，到了两汉魏晋以后，形成专门的理论法则。无论天文、历法、星象、医药、炼丹、农业、工艺、占卜的龟策，与选拣阴阳顺逆的"日者"，以及人文科学的种种，或多或少，统统都受到阴阳家术数思想的影响。即如宋儒理学家们，如程颐、程颢兄弟，朱熹等人，尽管排斥佛老，但也始终仍在阴阳家的范围内沐浴悠游。

　　可是，最可惜的是，我们过去始终无法跳出这个传统习惯，把它扩而充之，付之于物理与人生的实际体验，用来追究宇宙物质的自然科学上去。因此，许多不懂这些学问的人，不是骂它为迷信，便是骂它为不科学，虽然科学的精神，在于实际的求证，是要把理论见证于事实之间，但如果连这些法则与理论还不懂，就轻易地遽下断语，这正是一种大大的迷信，而且不合于现代科学的求证精神。

我个人对于这种观念的答复，非常简单。第一，凡是一种学识，留传几千年，还没有被完全推翻的，其中必然有它存在的道理与价值，况且古人不一定都比今人愚笨，凡是研究这些有成就的古人，也都是第一流的聪明人，难道我们"强不知以为知"，遽下断语，也比古人聪明吗？第二，即使这些学识，完全是骗人的，它能骗了几千年来的聪明人，虽然确是骗术，其骗也相当可观了！你为什么不去摸摸它的谜底，便下此断语呢？求学问的态度，最重要的是虚心学习，"知之为知之，不知为不知，是知也"。我们应当深自反省。

中医是由祝由科起源，其中包括有符咒的应用。听到"符咒"两个字，一般人难免都想到了神神鬼鬼，以及迷信的巫医。

事实上，符咒的应用，确是巫医所作的事，巫医不但不可怕，他们还是精神治疗的老祖宗呢！在上古氏族社会的时代，凡是所有的医生都姓巫，这是一个氏族的姓，巫氏门下出良医，巫医是一个尊称。巫氏名医，用符咒的方法治疗病人，是一种地道的精神治疗，画符念咒是利用病人对医生的信心，以及病人自身的信心，以达到治病的目的而已。

巫医不是很了不起，很可爱吗？他们哪里是西方漫画中的可怖巫婆呢？

中国的医学，在祝由科以后，讲求的是：一砭，二针，三灸，四汤药，等到了吃药时，已是第四步的医法了。

在战国的时候，齐国有个鼎鼎大名的理论物理学家，名叫驺衍。这个驺衍也是阴阳家，在那个时候，他的弟子极为众多，到处都欢迎他去讲学。他的见地不同凡响，对于所谓世界的定义，他首倡一种见地，把世界分为九大州，中国不过是九大州之一罢了，名为赤县神州。在那个时候，说出了这样的话，许多人都骂他胡诌、诞妄。

这是集成阴阳学说的一位大师，而阴阳家的五行、天干、地支等学说，后来成为医理的基本原则。

干支的问题到了汉代京房的手中，就起了变化。汉代的人物与学风，在历史上是划时代的，那时不但阴阳五行，天干、地支及历法都达到了最兴盛蓬勃的时期，就连医学也是高潮和有成就的阶段。京房，这位专精理论天文的先生，大概觉得这一切历法上的问题，诸如五行、干支等，太杂乱了，所以把它们做了一个整理，统统归纳到一起，纳入《易经》学理的系统，后人称之为纳甲。

因为汉代的医学非常昌明，阴阳家的学说也非常发达，京房先生这一套纳甲理论，也就自然而然被搬进医学的领域中去了。

到了宋代邵康节，就总其成著了《皇极经世》，更为包罗万象，充分发扬了。

自汉代以来，修神仙、炼丹道开始广为流行。那时，上古的阴阳家、道家及杂家的各种知识学说与方法，才真正地融会在一起。就连天文、地理，也都达到一种新的境界，呈现了新的面目。

东汉的魏伯阳，是历史上著名的道家，他所著的一本书，名叫《参同契》，在中国文化上占有极重要的地位。

这本《参同契》，糅合《易经》《老》《庄》，及神仙炼丹法于一炉，称为千古丹经之鼻祖，是中国科学原始的基本要典。中国养生生命学的道理，也都包括在内。唯其中隐语甚多，外行人读之颇为费解。

《参同契》中引用《易·系辞传》所说：法象莫大乎天地，悬象著明莫大乎日月。前一句的意思是说，自然界里的法则，以天地为最大。下一句则是以日月为喻，说明人体气血的循环，就像日月在宇宙间运行一般。

两汉的医学及炼丹，皆以《易经》的阴阳与五行八卦的原理为依归。也就是说，五行的说法在那时已经开始了。有人也认为五行之说并非上古开始，只不过汉代的伪造而已，但是以所使用度量衡的标准来看，可能两汉以前早已存在。

现在，让我们先谈谈三本书，以便了解中医的发展史。

第一部是《黄帝内经》，包括《灵枢》《素问》两卷，是原始的医理学，其中以针灸最为重要。可是《内经》并不仅是一部医学理论的书，它更是一部修养之学。要说起来，应与《四书》并重，列入必读之书，结果被局限在医学的范围，实在有欠正确。

提到中国文化的问题，往往会发现，古代登峰造极的杰作，不是出自黄帝就是伏羲。总之，都是托古人之名以显出学问的价值。这种情况与今日的社会恰恰相反，今日的许多著作和我们一样，都是文抄公，东抄古人，西抄今人，凑起来就是自己的著作了。

《黄帝内经》，实际上是许多人的心血，许多人研究成就的集锦。虽然是托了黄帝之名，但是其成就却是不容忽视的。话虽如此，《黄帝内经》所涉及的医理哲学问题，仍然有许多值得怀疑及重新估价的地方，甚至可以说，基本上是有些问题的。

第二部是《难经》。这是一部讲理气的书，所论的是偏重气脉方面的学问，好似堪舆方面的理气一样，除了看峦头、讲形势以外，还要注重理气。

第三部是《伤寒论》。这是一部实用医学的书，照我的意思来说，应该算是南方医学的书，因为只有南方才多寒病。所以无论是医理也好，实用医学也好，处处要兼顾到人与宇宙的关系，以及气象对人的关系。这部《伤寒论》，如应用于西北地区，有些医法就会有问题。

那么医治北方人的病，应该怎么办呢？北方多温病，应该注重《温病条辩》才比较合宜。

到了唐朝，孙思邈的医学是纯粹属于道家派的医学。其所著之《千金方》及《千金翼方》二书，亦应列入国人必读。其中涉及了庭园的设计、药草的种植，都与健康、医学有关，它将医学融化在日常生活之中，真是妙作。

中国医学史，在魏晋时期开始了新纪元，因为印度医学、天文等于此时输入中国。受了这种外来文化的影响，演变至唐代，印度医学与道家医学合流，汇成了医学的新系统。

唐代前后有两位大名医，一是陶弘景，为梁武帝时人，又称为山中宰相，山中的黑衣宰相。梁武帝初期凡在政治上遇到疑难大事，必定要向其请教。陶著有《本草经集注》等医书。另一位大医生便是唐代的道家孙真人孙思邈，他不但综合了印度的医学，并且还融会了阿拉伯的医学。

传说中，龙王会变化为人，向孙大夫求医。而最神妙的一桩传说，是他在山中遇见老虎挡路的一幕。当时老虎张口示孙大夫，原来虎牙中夹了一根细骨，特来求医的。他当即拿出钳子，拔掉虎牙中之骨刺。自此之后，孙大夫来往就有老虎护卫了。当然这件事有多少真实性，不得而知，但是有一点我们可以推测的，就是孙思邈一定是一位神奇的大国手无疑。

说到《易》，说到道，我们一定要说宋代的有名大师邵康节。邵康节上通天文，下通地理，精研《易经》道家之学。许多人都看过《推背图》，其中包括邵氏在宋代以《易》的原理推论世界大事。

邵氏由道家医理，说到生命的本能，有诗如下：

耳聪目明男子身（生命的奇妙）

洪钧赋予不贫贫（生命的宝贵）

因探月窟方知物（物质世界由动能而来）

未蹑天根岂识人（宇宙生命来源不能把握，岂能了解人）

乾遇巽时观月窟（天风姤，可知生命法则）

地逢雷处见天根（复卦，见到生命之本来）

天根月窟间来往（如能把握到生命与宇宙的关联）

三十六宫都是春（可得真正的不死永生）

宋、元时代，是中医最灿烂光辉的时代，所谓子午流注及灵龟八法，都是那个时代的杰作。

元代有一位大医师，名叫滑寿，认为《内经》中的十二经脉，应增加任督二脉，而成为十四经脉。

当时，更有金元四大家，即四大学派[1]，影响了元、明、清三代的医学。北方的主张"四象五行皆藉土"，胃最重要，"胃土"健康了，百病就去了。所以北方一派的观点是，任何病都要先照顾这个胃。南方一派反对。自清朝以来，南方一派都出名医的，他们主张凡是有病的人都是肾虚，要先补肾水，也就是"九宫八卦不离壬"的原则。把壬水补足了，病就好了，事实上两派都对。"青赤黑白，各居一方"，颜色代表方位，北方是黑，肾是黑；西方是白，肺是白的；南方是赤，心脏是赤；青是东方，肝是青。这就是"青赤黑白各据一方"的道理。南方、北方饮食不同，气候不同，土质不同。北方人大碗吃面，包子、馒头大口吃，肠胃容易吃坏，所以北方"皆秉中宫，戊己之功"，胃很重要，夏天以泄为主，把肠胃清理。但是北方人到南方来，不要随便给他泄，会泄虚的。南方人有些好吃懒做的，"饱暖思淫欲，饥寒起盗心"，肾亏的多，

1　即刘完素（1120—1200，字守真，河北河间人）的寒凉派，张从正（1156—1228，字子和，号戴人，睢州考城人）的攻下派，李杲（1180—1251，字明之，号东垣老人，河北真定人）的补土派，朱震亨（1281—1358，字彦修，浙江义乌人，世居丹溪，因以为号）的滋阴派。

先补肾为主没有错。

总之，这个时代医学有所建树的原因，是医学融合道家学说，已经有了实际的施证成效。所以，滑寿大师才倡言道家任督二脉的重要，甚至要将任督二脉加入《内经》的十二经脉中，这也是医学的创新，是医学的发扬。

在《黄帝内经》里，药物是药物的研究，处方是处方的研究。譬如说，我对历史的研究也许多一点，从《伤寒论》等的发展，然后到唐朝孙思邈以后金元四大家的东西，我大部分翻过。金元四大家的医学各自不同，然后下来明清之间，南方的医学也得以发展，譬如江苏一带的名医，多是吴江这个地方的。所以我主张多看徐灵胎[1]的书，叶天士[2]第二位。现在广东、福建一带的医学，就走陈修园[3]的路线。你们学医的都知道，有一本《医学三字经》，是陈修园的著作。他是福建人，那本《医学三字经》一看，就把医学史的发展搞

1　徐灵胎（1693—1771），名大椿，字灵胎，江苏吴江（今苏州市吴江区）人，著有《兰台轨范》《医学源流论》《论伤寒类方》等。

2　叶天士（1666—1745），名桂，字天士，江苏吴县（今江苏苏州）人，著有《温热论》《临证指南医案》《未刻本叶氏医案》等。

3　陈修园（1753—1823），名念祖，字修园，福建长乐（今福州市长乐区）人，著有《伤寒论浅注》《金匮要略浅注》《医学三字经》等。

清楚了。但是还不完全，岭南一带的医学又形成另一个专长，等于牙齿掉到胃，掉到别的路线上了。到了云南、四川这一带，你就要另外研究，中国西边医学的学派同草药又不同。

所以人家问我，老师啊！你们太湖大学堂里有什么？我说"满园灵草仙家药"。这个就是套用徐灵胎的句子来的，就是满园这些草，都是仙人的药哦！看你怎么去用。"绕湖回廊处士居"，四面都是回廊包围，这个是处士的家。

叶天士被人称为天医星，后来许多传奇性的惊人医案大多都挂在他身上。有一次，叶天士在路上见有人抬棺而过，棺下似沾有血渍。当时叶天士挡住，询问棺内何人，得知是妇人因难产而死。叶天士立刻命其开棺，坚称棺内之人未死，他可以救治。在当时，开棺是桩大事，经叶天士全部负责始开棺。叶天士即用针灸法，在死者心口扎针治疗，片刻婴儿呱呱坠地，产妇也有了活气。原来叶天士判断，产妇是一时昏厥，并非真死。

又有一天，叶天士正与友人下棋时，忽然跑来一个人，称老婆难产，痛苦呻吟，请叶天士救命。叶天士即在棋盘上抓了一把铜钱，到产妇家去了，进了大门，当即把铜钱往墙上一掷，哗啦一声。屋内的产妇正在苦痛时，大吃一惊，婴儿也跟着呱呱坠地了。这真是天医星。许多人询问叶天士为什么，叶天士说："人人都爱钱，死也要钱，活也要钱。小孩不下世，一听到钱声，马上就来了。"

这虽近乎笑话，但是叶天士可能是了解产妇的紧张，用声音转移其注意力，难怪称他为"天医"了。

说到各学派治病的方法，联想到了医生见仁见智的问题。就拿附子这味药来说吧！许多医生与病人，不敢轻易使用这味药，因为它的毒气颇重，一不小心就会闹出人命。我在抗战时到达四川后，遇见了一位有名的中医，外号叫火神爷。这位火神爷家中常年不断地煮着一大锅附子汤，谁都可以喝上一碗。对于这一桩医案，我内心常感不解，到了峨眉山，才因庙中僧人喝附子汤而有所契悟。

原来峨眉中峰大坪寺的开山祖师，当年初建山上寺庙时，受过许多困苦，在他饥寒交迫时，常在山中采集乌头来吃，乌头也就是附子。后来山上的僧众相沿习成，每年规定一日，全体僧人停食，只喝附子汤，以纪念开山祖师的艰苦奋斗。

当大家喝附子汤的这日子来临时，附子早已入锅煮一昼夜有多了，所以大家年年都喝附子汤，但也没有死过一个人。于是我才恍然大悟：经过久煮的附子，可能毒性早已挥发殆尽，剩下的是增加热能的成分了，难怪火神爷家的附子汤大锅，也是日夜不停地在沸腾着。

当然，这是属于药物学及化学的范围，我们只能提起注意，这一切都正待进一步科学的研究才是中医学的正途。

（选自《禅宗与道家》《易经与中医》
《小言黄帝内经与生命科学》《我说参同契》）

医者，意也

要说起医学，真是一门了不起的大学问，几乎要上通天文，下通地理，还要中通最要紧的一门学问——人。

先替"人"字看一看相。左撇是阳，右撇是阴，一阴一阳构成了人。再看看我们这些人，从人中以上，两鼻孔、两眼、两耳，岂不就是坤卦吗？

从人中以下，一张口，外加下体的另两孔，就是三个阳爻，构成了乾卦。所以人是地天泰卦，就是平衡的意思。

就算这个说法是一个笑话吧！要认识"人"的确不易，而作为一个医生，最基本的条件是要认识"人"。

中医之医学有一个说法："医者，意也。"要头脑聪明，将呆板的原则加以灵活运用，才能对付灵活变动的"人"，所以，医是智慧之学。医者意也是意志思想，没智慧思想你不要学这个医。所以高明的医生，有智慧的观点，"谨熟阴阳，无与众谋"。你自己的智慧认得，看得清楚，不要听人家乱讲，不要问人家。"众谋"是跟人家商量，你自己都搞不清楚，问人家干吗！

中医的头一步，了解病情，诊断病人，要由四个字入手。

在《礼记》中还有一句话："医不三世，不服其药。"许多人以为，这个医家要三代做医生，才能请他治病。其实这个三世，不是三代的意思，三世是指：一《黄帝内经》(《灵枢》《素问》)；二《神农本草》；三《太素》(脉理)。

精通这三项，是做医生的必备条件。所以，不通三世者，不能算是医生，不能服其药。

《太素》所讲求的，完全是气脉的问题，在宋、明以后，懂得《太素》的，称为三指禅，不但在摸脉以后能了解病人的病情，并且可以了解人的穷通富贵。脉理真是一门玄而又玄的学问，难怪称这些人为三指禅呢。

（选自《易经与中医》《小言黄帝内经与生命科学》）

望闻问切

中医讲的望闻问切，谁都知道的，但这四个字到底包含些什么？

望——看相术

清朝有一个才气纵横的名医，名叫陈修园，对于所谓"望"，有诗一首如下：

春夏秋冬长夏时，青黄赤白黑随宜。

左肝右肺形呈颊，心额肾颐鼻主脾。

察位须知生者吉，审时若遇克堪悲。

更于黯泽分新旧，隐隐微黄是愈期。

这一首诗说明了由外表诊视病人的原理与方法，就是说人的气色可以与四季同样，与颜色配合，以断病情。面颊上左边气色灰暗表示肝有病，右边灰暗是肺有病，如果心有病的话，额头颜色必会反常，肾病表现在颐处，鼻子呈现了脾脏的毛病。如果各部位气色与时序相合则佳，如果逢到克制当然不吉，颜色的不佳则愈旧愈久愈劣，如果面现微微的黄气，则证明胃气上升，是病愈之兆。

所以所谓"望"，是用看相的方法，以一切眼睛可以观察到的因素来判断、察究病情，其中还包含了看舌苔等。

闻——听病人的声音

根据五行生克，及五脏六腑的配合，用声音判断病人的情况。

肝病出怒声，容易发脾气，轻易动怒的病人，一定是肝有病；若常自嬉笑，那么他的病一定是偏重于心脏方面。脾病则多思虑，除了一般过度用脑，神经有问题外，得病时比平时思虑还多。肺病忧悲爱哭泣。肾病多呻吟，转身弯腰起身坐下，浑身疼痛，常发哼哟之声，必是肾病体弱。

实际上，从声音分辨病情是颇为困难的，关于这方面以后还要做较详细的说明。

问——病人自己的感受

给病人看了相，注意到了病人声音的变化，现在要问一问病人自身的情况，与自己的亲身感受了。

关于问的范围，陈修园也编好了要点：

一问寒热二问汗，三问头身四问便。

五问饮食六问胸，七聋八渴俱当辨。

九问旧病十问因，再兼服药参机便。

妇人尤必问经期，迟速闭崩皆可见。

再添片语告儿科，天花麻疹全占验。

由这几句要点可知，古代中医的治闻，对病人事先也要经过严密的审察，等于现在的全盘检查，同时已对"人"有具体彻底的了解，才好下诊断，所以中医内科是全科的医生，包括了小儿科、妇科等。

切——诊脉

诊脉是最深奥的一门学问，事实上，这是需要长久及多方面的实验，才能有所成就的。初学的人常从诊猪狗开始，试一试没有生命的脉是怎么一回事，再来摸有生命的脉。什么猪呀狗呀，抓到了就要摸一摸它们的脉，其中的道理，陈修园有诗如下：

微茫指下最难知，条绪寻来悟治丝。

三部分持成定法，八纲易见是良规。

胃资水谷人根本，土具冲和脉委蛇。

脏气全凭生克验，天时且向道从窥。

阳为浮数形偏亢，阴则沉迟势更卑。

外感阴来非吉兆，内虚阳陷实堪悲。

诸凡偏胜皆成病，忽变非常即弗医。

只此数言占必应，脉经补叙总支离。

《黄帝内经》也提到过望闻问切，望是眼睛看的，就要晓得看气色了。我们的脸上，春在东方指左颧骨，夏指额，秋指右颧骨，冬指下巴，中指鼻子。肝在春天这一面；夏，心脏；秋，肺；冬，肾脏；中间脾胃。所以我们说，就要懂得看相了。

哎哟，你老兄鼻子这里长一颗痣啊！判断你可能有痔疮，或者是外痔，或者是内痔，因为鼻子中央管脾胃肠道，属土。所以，学中医的话，这一套先要学会。而且气是气，色是色，气色是两回事。

有人一进来，如果你学过中医气色论，一看已经知道他的问题了。不但如此，还包括了运气问题。如果做生意的话，一脸的黑气，或者发青的气（指右颧骨），一定倒霉，不但蚀本，至少是手边调不动了，严重一点还打官司、坐牢。或者反过来，也可以看到要升官发财的。气色怎么看呢？里头告诉你，这个色容易看，气你就看不出来了。

学医的时候，要练眼神，我们过去学，也是这么看，要你在人睡着没有亮光时，用蜡烛在脸上一照，不准洗脸就看出来了。这一套学问一大堆。所以学医先学望，眼睛一看已经知道了一半，等到把脉，那是最后的事情了。

我刚才讲方位里头的气，我常常告诉年轻学医的，你要懂医学看气色，多去看京戏，京戏有脸谱啊。像那个张飞一出来，这里黑的，额头这里白的，白的代表脑子里头的智慧很高，脾气很大，张飞一定有肝病，又会喝酒，所以一脸黑气。白面书生脸白，肺一定有问题，可是有脑筋，也有思想。那么演刘备、诸葛亮出来，没有脸谱，不化装，看起来很平常，庄子说，看起来很平常的最高明。你懂了脸谱，就慢慢去研究气色，学医就懂得"望"了。

至于"闻"呢？听人讲话的声音，已经知道病在哪里了。这是要做功夫去练的。

然后再问哪里痛啊、怎么啦、几时发生的，等等。如果你懂得的话，看到练过武功的人，他的病就有特点了。所以有人说，哎哟，我腰脊椎这个地方忽然痛，你要晓得他的职业。他说："我在工地里头监工。""哦，你碰到东西啦？""没有啊。""你想想！""哦，有，前几天。"他刚好碰到那个穴道。这就是"问"哦。

学医啊，太难学了！医学就是政治家的学问。政治家什么都要懂。望、闻、问，然后才来切脉。切脉还是最后一步了，高明的医师先看相。以前抗战的时候，在湖北、四川的边境，碰到一个乡巴佬，蹲在地下做篾。编竹篓子的那个篾条，现在你们年轻人不懂了，就是蹲在地下编竹篓子。听说这人看相第一流，我有一个朋友，也给他看过，说真灵啊！

抗战时，他在海军，中国的船都被日本人沉到长江里了，海军就归到陆军。他是海军出身的，人家看不起，他说在陆军像个小姨太跟在后面一样的，人家不理我们。我们很无聊，三个海军没有事做，听到这个看相的很高明，就上山去找他。他蹲在那里眼睛都没有抬，手还在工作。

第一个人给他看，"你很好，你现在大概是少校。"一下子就说对了。"你，三年以后做文官去了，不会做军人。"果然，这个家伙三年以后去做县长了。第二个一看，"你啊，官到了中校位置，上校都做不到。"我这个朋友是最后一个，他说："你啊，上将军、总司令。"这个朋友想我是北方人，又不是黄埔军校出身，是海军出来的，又不是浙江人，哪里有机会做官？所以听了就笑。

但结果怪了，一个真是几年后当县长，另一个家伙他只到中校。他说，等我到了台湾当了海军总司令，已经是上将了，忽然想起这件事，就叫人给我查这个海军出身的人，一报上来有。什么阶级啊？中校。看相说我的准了，当海军总司令，而且做上将；他还是中校，我偏要把他提成上校。结果，他就查了很多资料，报功，说这个人应该升上校，上了几次公文，上面都批不准。最后我发了脾气，说，我一个海军总司令，虽然后来地位更高了，我连升个一级上校都升不上去！马上就公文给他顶上去，结果行了。发表上校那天，这个中校进医院死了。

为什么讲出来这个？你们做医生的，尤其学中医的，不是靠仪器哦！两只眼睛就是仪器！其实气色在诊断学里非常重要的，也是辨证学的范围。不过气色不是光看脸上！也要看眼睛，全部身体情况都可以看出来了。

（选自《易经与中医》《小言黄帝内经与生命科学》）

不治已病治未病

《黄帝内经》讲："是故圣人不治已病治未病，不治已乱治未乱，此之谓也。"这是中国上古的文化，医道跟政治是一样的，懂得政治的历史上大名家，都懂得医，因为都是医学道理来的。所以"圣人不治已病治未病"，在没有病的时候，有一点不对就先吃药，先把它治好。等到已经生病再治已经晚了。

政治的道理也是一样，天下大乱，你来平天下，不算有功劳；能够使国家社会永远不乱，这才是大政治家。看起来没有功劳，其实功劳最大。这几句话是中国文化的精华。

"夫病已成而后药之，乱已成而后治之，譬犹渴而穿井，斗而铸兵，不亦晚乎。"政治和医药的道理是合在一起的，病已经成形而后用药来治，就像是社会已经变乱，再用法律军事来管理，都不是圣人之道。尤其你们做老板的讲管理学，这也是管理学。他做一个比方，就像临渴凿井，口干了才去挖井；斗而铸兵，就要打仗了，才去造武器，这不是迟了吗？

（选自《小言黄帝内经与生命科学》）

一砭二针三灸四汤药

《黄帝内经》是最基本的医理，药不在这里面研究。可是它里头重要的是什么？中国的医书归纳起来就是"一砭"——现在我们刮痧、拔火罐这些技术都叫砭，《黄帝内经》告诉你，有些外感一进来，病侵进来，用砭就把病去掉了；"二针"，病深入皮肤以内，快到肌肉，就用针了，《黄帝内经》关于针灸的道理很多；"三灸"，病再深入就用艾草，用火来透进去；"四汤药"，病情已经到内部五脏六腑，才需要吃药。

所以有些人治病，就在外面动手，乃至用指头就可以了。学《黄帝内经》后续的发展，针灸变成了点穴，用一个指头就可以使你身体的活动停止，不过现在已没有传承了。点穴也可以研究，我们不是用来害人，是拿一个指头就可以治病了。假使一砭、二针、三灸，每个人都会，就可以把自己家里的人治好，能把人治好又何必到医院呢？

所谓针灸是要下针入穴道的，这个人体的穴道是中国老祖宗独特的发现，很早就晓得有三百六十几个穴道，配合道家和《易经》的思想，太阳在天体的行度一天一度，这个躔度一年有三百六十五度多一点。事实上，我们现在发现穴道有四百多个，甚至不断还有新的发现。除了在哲学上配合太阳系的行度以外，我们古代也有实际的人体解剖。我在讲中医学的时候常常说个笑话，西方医学的发展虽然比较迟，可确实比我们的准确多了。但是他们的解剖学是拿死人来解剖的，所以他们的生理学我说不能叫生理学，而是死理学。

中国古代用解剖来发现穴道是很残忍的，是拿活人解剖的，就是把死刑犯做解剖。历史记载殷朝的纣王非常残暴，因为他也好奇，就让医生解剖犯人来找穴道。王莽那时候也做过同样的事，把判死刑的囚犯拿来当场解剖，太医院的医生都站在那里对证，看有没有这个穴道，是不是这个穴道，位置是否准确。到了元朝，成吉思汗的宰相耶律楚材制作了准确的铜人图，把医学没有求证完备的这些穴道都补起来。元朝这个宰相实际上是金国人，这是个了不起的人物，天文、地理、政治、军事无所不知，同时也学禅宗也学道家，样样都懂得，医学尤其好。他很多的医疗经验是在战场上就地诊治受伤战士摸索出来的。

这个针灸的穴道，要配合十二经脉。在座的年轻同学现在一窝蜂学习针灸，真正要懂十二经脉的哲学原理就要了解《易经》的十二辟卦。前面我提到过"子午流注"，这个是气血流动的道理，武术里的点穴就要配合"子午流注"。依我的一点点经验，如果把点穴同针灸原理配合起来，治病可以不需要针灸，一个指头炼好就可以治病。可惜这一门功夫现在几乎失传了，这些学问很多流散到民间，甚至到海外去了。我们中国的医学留传到韩国与日本，这一派汉医普通称为"东医"。有一部《东医宝鉴》，是韩国、日本关于汉医的书，很值得一看。

讲针灸的道理，"病在上者，其治在下"，治疗的时候不一定头痛医头，脚痛医脚。"病在左者，其治在右"，同样的道理，"病在下者，其治在上；病在右者，其治在左"。什么理由呢？因为人体的神经以背脊骨为中心点，是左右交叉的。人体的神经为什么这么古怪？因为人体有骨节，我们手要扭动，所以经脉会这样转弯。

至于汤药，因为熬汤药麻烦，也有把汤药变成膏、丹、丸、散的形式，那是后来的进步。像伤科的膏药是熬出来变成膏的，丹是一块一块、一片一片的，丸是搓成球状的，散是粉状的。以前中药店请一个师傅，第一就要考他这个膏、丹、丸、散是不是都会，这个技术可以说是中国古代医药的手工制药业。

（选自《小言黄帝内经与生命科学》《我说参同契》）

气脉与穴道

为什么在谈医理的时候，提到武林拳术的点穴之道呢？

原来点穴是与气脉有关系的。点穴起于宋、元，在那个时期以前，是没有点穴这桩事的，这一点已足以说明点穴是与奇经八脉的针灸有关的事了。

道家与医学的观点，认为气血的运行，以气为主。而气血的运行，与时间和人体部位，都有着极密切的关联。

外灸也是依照气脉运行的时间及部位而配合，所以说针灸与点穴，相互间也是有关联的。不过，点穴的计时却自成一个系统。

点穴所讲求的气血流注，与针灸的子午流注和灵龟八法，是相同的道理，点穴的道理大可供针灸替代麻醉方面的参考。下面是关于点穴的口诀，有关气血运行时位的。

（地支）

欲知气血注何经，子胆丑肝肺至寅。

大肠胃主卯辰真，脾巳心午未小肠。

若问膀胱肾络焦，申酉戌亥是本根。

子踝丑腰寅在目，卯面辰头巳手足。

午胸未腹申心中，酉脾戌头亥踝绩。

（天干）

甲头乙喉丙到肩，丁心戊腹己背连。

庚辛膝部正当位，壬胸癸足总相连。

许多人都在怀疑，气脉既然是解剖学上看不见的东西，从前的道家与医家，怎么会发现并且证明它的确有其事呢？

说到这里，就不能不谈到一位残酷的帝王了。

南朝宋废帝是个好奇心很重、秉性又极端残酷的皇帝。有一天，他指着一个孕妇，考问两位医生，要他们说胎儿是男是女。一个医生说是一个男胎，另一个医生说是双胞胎。为了证明谁对谁错，废帝竟然不能等到孕妇十月临盆，立刻下令用针穴法，使孕妇流产。流产的婴儿，果然是双胞胎，废帝认为另一位判断不准的医生医术不高明，加以刑罚。宋废帝一下子害了三条命，真是残酷到了极点，不过由这件事可以证明，穴道及气脉的真实性。

事实上，在废帝以前，气脉的研究和证明都已存在了，那时是利用犯人，在他们活着时做解剖，在生命仍然存在的时候看到气脉的运行。

元初的宰相耶律楚材，是个精通道家、佛家以及一切学问的人。他也曾在战场上将垂死的人，做气脉的研究，那是出于战士的要求，渴望早死的情形下而做的，并不是像废帝那样的残忍无道。中国古代穴道图的铜人，实际完成在元代。

所以，气脉与穴道的学问，是在真正的"生"理学上完成实验的工作。不像近代的医学，是在人死后才做解剖，这种近代的生理学，实在可以说是"死"理学。

（选自《易经与中医》）

养生观念为何一直流行

人，充满了多欲与好奇的心理。欲之最大者，莫过于求得长生不死之果实；好奇之最甚者，莫过于探寻天地人我生命之根源，超越世间而掌握宇宙之功能。由此两种心理之总和，构成宗教学术思想之根本。西方的佛国、天堂，东方的世外桃源与大罗仙境之建立，就导致人类脱离现实物欲而促使精神之升华。

舍此之外，有特立独行，而非宗教似宗教，纯就现实身心以取证者，则为中国传统的神仙修养之术，与乎印度传统的修心瑜伽及佛家"秘密宗"法门之一部分。此皆从现有生命之身心着手薰修，锻炼精神肉体而力求超越物理世界之束缚，以达成外我的永恒存在，进而开启宇宙生命原始之奥秘。既不叛于宗教者各自之信仰，又不纯依信仰而自求实证。

但千古以来，有关长生不老的书籍与口传秘法，流传亦甚普及，而真仙何在？寿者难期，看来纯似一派谎言，无足采信。不但我们现在有此怀疑，古人也早有同感。故晋代人嵇康，撰写《养生论》而力言神仙之可学，欲从理论上证明其事之真实。

嵇康提出神仙之学的主旨在于养生，堪称平实而公允。此道是否具有超神入化之功，暂且不问，其对现有养生之助益，则绝难否认。且与中国之医理，以及现代之精神治疗、物理治疗、心理治疗等学，可以互相辅翼，大有发扬的必要。

一种学术思想，自数千年前流传至今，必有它存在的道理。古人并非尽为愚蠢，轻易受骗。但是由于古今教授处理的方法不同，所以我们今天对此不容易了解。况且自古以来毕生埋头此道，进而钻研深入者，到底属于少数的特立独行之士，不如普通应用学术，可以立刻见效于谋生。以区区个人的阅历与体验，此道对于平常注意身心修养，极有自我治疗之效。如欲"病急投医，临时抱佛"，可以休矣。

至于以此探究宇宙与人生生命之奥秘，而冀求超凡者，则又涉及根骨之说。清人赵翼论诗，有"少时学语苦难圆，只道工夫半未全。到老始知非力取，三分人事七分天"之说。诗乃文艺上的小道，其高深造诣之难，有如此说，何况变化气质，岂能一蹴而就，而得其圜中之妙哉！

（选自《中国文化泛言》）

"迷信"背后的科学

　　《黄帝内经》尤其注重治病的方法，可是《黄帝内经》里面没有药方哦！医跟药是两个路线，但又是一件事。药是专门研究药物，仍是黄帝这个系统，像《神农本草》，乃至最平凡的，你们大家读医很看不起的一本书《雷公炮制药性赋》，这些都要背一背。譬如我们小的时候背的"菊花能明目而清头风"，都由文学背来的，什么寒性的药、热性的药、温性的药，一篇一篇非常有韵味。

　　再说我们阴阳八卦的书，也文学化了。譬如说我们冬至以后什么一九、二九，什么河边看杨柳，它把气象学编成九九歌来念。

　　一九二九不出手，三九四九冰上走。

　　五九和六九，河边看杨柳。

　　七九河冻开，八九燕子来。

　　九九加一九，耕牛遍地走。

这些你若认为是低俗的，是老百姓的迷信，那你完全错了。民间谚语很多是科学的，因为我们古人把科学最高的文化，用起来像迷信一样，真的是这样。因为古代教育不普及，所以《易经》里讲一句话："圣人以神道设教。"上古的圣人为了普及国民的文化教育思想，利用了宗教。譬如我们讲爆竹，鞭炮发明得最早。上古的时候碰到国家大事、个人大事，就要放鞭炮。农业社会爆竹是拿干的竹子噼里啪啦，发出声音。后来慢慢就有火药的发明。现在大家利用我们的爆竹上了天了，到太空，就是这样来的。

　　中国人讲，家里有病人的，或者有什么问题就要放鞭炮。譬如我们抗战的时候，走到大后方落后地区，那个时候大家已经在破除迷信，可是到庙里，我照样不管它是鬼庙、神庙，带着部队到了那个地方，我就先行拜一拜。"圣人以神道设教"，下面的兵好带，他们都怕这个东西啊！

　　其实，放个鞭炮吧，拜个菩萨吧，我们那里乡下人讲"烧香不敲磬，菩萨不相信。烧香不放炮，菩萨不知道"。这是"圣人以神道设教"的原因，若说没有道理，简直太迷信了，我是宁可信他的。我有一个观念，譬如说拿破仑什么都不信，可是当他打下罗马的时候，他还是进教堂去行礼。教皇把皇冠圣袍给他戴上，他一脚就把皇冠踢掉，看不上。可是他为了意大利、罗马的民族信这个教，他也进教堂，这就是"圣人以神道设教”的道理。

　　放鞭炮是干什么？杀菌。所以家里有事放鞭炮，到处放，烧烧火，杀了细菌。它不告诉你杀菌，就放鞭炮。端午节到了，每一家门口插了菖蒲，避邪的，也可以杀菌。端午节吃粽子喝雄黄酒，雄黄酒是彻底地杀菌。它把这些科学的卫生、养生都放在里面，一般人搞不清楚的，我们现在都懂了，这个道理就是这样。

　　　　　　　　　　（选自《小言黄帝内经与生命科学》）

针灸方法中的疑问

站在中国文化的立场上来说，目前的世界潮流趋势，我们真应该很高兴。站在中国医药发展的立场而言，我们更应该很兴奋了。因为针灸在麻醉效果上的功用，已震动了世界。西方讲求科学的医药界，都在热衷地研究针灸，这不是我们的光荣吗？

但是，我心中却难过万分，因为这些只是我们老祖宗的光荣，证明了我们有个了不起的祖先而已，至于我们自己又如何呢？到目前为止，实在毫无光荣可言。

我们要马上用新的方法，在理论上创新医学的基础，将一切古老的干支问题，及勉强套在医理上的《易经》八卦丢掉，医学才能进步，才会有适合时代的创造和成就。

司马迁在《史记》中就说过："尝窃观阴阳之术，大祥而众忌讳，使人拘而多所畏，然其序四时之大顺，不可失也。"

子午流注和灵龟八法是针灸的两种方法，与穴道及奇经八脉有关，而用天干地支的方法再加配合。但是现在使用这种方法是非常有问题的，如果弄错了，就很严重。

第一，就是现在所用的二十四节气，是否有了偏差？在最初历法订定二十四节气时，却是非常准确的，中国是历法、天文发达的国家。可是天体躔度的差异，星象方位不断变化所产生的偏差，二十四节气应常做校正。我们的二十四节气和皇历已经有几百年没有校正了，这些节气，可能已偏了好多度，再以有问题的节气做应用的标准，岂不是偏而又偏了吗？

在埃及造金字塔的时候，当时塔中有一个洞眼，是正对着北斗星。现在从那个洞眼向外看，根本看不到北斗星。原来北斗星都偏到很远的侧方了，宇宙天体的变迁真是不可思议，历法不快点做校正，针灸再循不正确的节气来应用，真是兹事体大了。

第二，使用干支开穴的方法，对每一个患者都用同一干支规则来推算，就值得研究了。这种计算的程式，是采用唐代星命学发展以后的方法，男女老幼，定命造化的年、月、日、时，各有不同。根据《内经》原理与星命学牵涉，每个人发病及其应好应坏的时期，也各有定数。假定这个原则是对的，那么，诊断每一个人气脉和开穴，势必先要了解命理学（星命学）才行。学医兼通命理，可能吗？有必要吗？或者并非如此？实在需要重新研究，确定其原理与法则。

第三，只凭天干加地支，不再加时支，完全不管二十四节气和干支的关系，不管空间地区，不问来人的年龄等问题，是否完全恰当，实在值得做深入的研究！现在国际上一般人都震惊于大陆地区医学和针灸的发达。但是我看到过那些最新所整理的资料，还是不够科学，还大有问题在。原因只是他们把几千年来杂乱无章的医理和实用，归纳成一种较为具体而有系统的法则，并无合于人体生理和自然物理的新发现。

至于应用的有效，那也是根据中国古人经验的传习而来，并非他们有了特别新的发明。我们的中、西医学界，为什么不团结一致，携手合作来自求究竟呢？

（选自《易经与中医》）

第四章

身心性命的药方

《黄帝内经》是一本什么书

　　我没有学过医，也不懂科学，为什么要讲《黄帝内经》呢？站在中国文化的立场，站在今天生命科学发展的立场，我是倚老卖老，必须要献丑，贡献给大家。

　　目前西医跟中医闹分歧，这是很严重的问题；而我们自己国家的中医，依我外行的来看，也成了问题。对于基本的医学著作《黄帝内经》，学中医的好像没有真正好好地去读。原因是现代的教育，大家从简体字入手，不懂繁体字，所以读古书也成了问题。我们自己的文化很广很多，诸位都轻视了它，因此我不管自己的年龄，愿意来跟大家讨论这个问题。

　　关于《黄帝内经》，这是中国文化最严重的问题。我们国家民族的历史，以黄帝开始计算，到今年为止，已经四千七百多年了。因为大家不读自己的历史，不知道黄帝以前的中华民族有很长的远古史。像我们小的时候，读古书出身，晓得我们的历史是一百多万年。为什么切断从黄帝这里开始呢？是司马迁等过去这一班历史学家搞的；因为远古的太渺茫，而且都是神话，信不信各听自由。

《黄帝内经》是黄帝为了生命科学，请教医学老师的对话记录。这一本书考据者有所怀疑，也是我们中国人自己闹的。外国人更要批评，认为这本书的内文不是上古的，好像汉朝以后魏晋的文章那么漂亮。上古时期会有这样好的文章吗？看来学者要把自己的祖宗看瘪了。

这个属于考据学，我一辈子注重考据，但不赞成考据。考据学要注意学问，但是不要迷信。现代人最讨厌的是太迷信科学，这比迷信宗教还可怕。因为科学本身没有定论，新的发明会推翻前面的，永远没有止境，这也是科学的精神。对于科学的发明，乃至爱因斯坦也不敢下定论。你们学了一点科学的皮毛就敢下定论了，我觉得很可笑。

《黄帝内经》与道家的黄老之学，及《易经》、阴阳五行，都与中国文化的精华密切相关。尤其听说医学院不研究这个，感觉实在太可惜了。《黄帝内经》是上古到现在很大的科学，因为这本书不是仅限于医学、医病而已。如果能够下决心把《黄帝内经》好好读一读，不但对医学、医药有帮助，甚至对生理科学、物理科学，都会有新的发现。

所以我们现在讲《黄帝内经》，并不偏向于医药方面，而是偏重于人的生命、养生方面。在《黄帝内经》里头，很多有关养生的问题，都是讲心物一元的道理。

《黄帝内经》分两部分——《素问》与《灵枢》，这个大家都知道。我假使要出考试题，就请问：什么叫《素问》？什么叫《灵枢》？这个答案很难。简单告诉大家，《素问》是黄帝请问他的老师，生命与天地之间的道理。这些问答的记载，当然不是像现在写的论文一样，所以这个书的一点一滴，都要自己去挖掘其中的宝藏。《灵枢》也是黄帝与医药专家的问答记录，不过问的是岐伯同其他的专家，比较偏重医病方面。两部分的内容综合起来通称《黄帝内经》。

那么有没有《黄帝外经》呢？有的，那就是治国、兵法等。有的并不叫作《外经》，是散开的典籍，很多很多，也有编整的医学定名《黄帝外经》的，都是中国文化的精华。所谓"内"是对内部，对身体、生命、个人来讲的。

一般学西医或者学科学的，对于《黄帝内经》根本不大承认的，大概医学院也只是粗略地提了一点。你们年轻学医的，可能也没有好好研究过这本书。事实上，这是中国文化最重要的一本书。

还有一本书，你们学医的大概更不注意的，就是《难经》。大家看到《难经》更觉得是迷信的，或者随便给它加一个伪科学的名号，真是错误的观念。

《黄帝内经》的第一篇《上古天真论》，就是有关生命的来源，因此引出了很多的问题。有一位大医师，也是大教授，就提到，他说《上古天真论》这个观念，是不是从修神仙的道家书上来的？我说不对啊！因为按照文化发展历史，是先有《黄帝内经》，后来才有了道家这些书。这种功夫，这种学问，现在日本也很流行，叫作内观之学。日本人还有一派认为这是日本的，你们中国还没有。我就笑，内观就是中国道家的旧名称，也叫作内视。读了《黄帝内经》以后，你慢慢就可以看出来了。

中医里头有关生命科学的，有好几本书是比较难懂的，《黄帝内经》还好办，《难经》最困难，因为大家不懂《易经》。当然《易经》《难经》都比较难，尤其对你们现在的年轻人，这的确是很难读的书。所以我现在带领大家提起注意，如果注意得好，再配合印度佛学讲的生命科学，我们中国在二十一世纪自己就创出一个生命科学了。大家不要听到"科学"两个字就吓住了，尤其现在一般学科学的，把旧的东西都叫作伪科学，认为是假的。

我说这根本弄错了，科学是没有真伪的。换一句话说，科学开始都从幻想来发展的，它本身就是假的。所以什么古代是伪的，现代是真的，这种评论在逻辑上站不住的，这是第一点。其次，《黄帝内经》同中国三玄之学关联在一起，所谓的三玄之学，在中国文化思想上非常重要。

什么叫三玄之学？就是《易经》《老子》《庄子》。这几本书与后来印度文化佛教经典也有密切的关联。譬如我们翻译佛经，很多名词都是借用这些书上的，这个要特别注意。除了《易经》《老子》《庄子》外，最重要的还有阴阳五行之学，就是诸子百家之中的一家，所谓阴阳家。如果阴阳之学不懂，《黄帝内经》或者《易经》就不懂，当然也无法读下去了。

像《黄帝内经》这些书，我晓得很多人，包括我们自己一班同学，或者中年的人也是一样，怕碰，不敢碰，下意识地抗拒，不晓得这些古文讲些什么。其实它讲的完全是身心性命之道。如果把世界上一切的学问归纳起来，不论宗教也好，哲学也好，科学也好，都是研究身心性命的问题，是探究生命的本来。

其实不论东方文化、西方文化，都是这个原则。任何一种学问离开了身心性命之道，都是不能存在的，包括现在人们动辄讲迷信的东西，卜卦啦、算命啦，都包括在内。

一个国家民族的文化，不管任何政治思想，在政策上都是开一个药方。这个要注意，譬如我常讲的，儒家开的药方是仁义，人要有爱人的心。西方人是自由主义、个人主义，等等，所以耶稣在西方，基督教开的药方是博爱。宗教家就是医生。至于印度，四种阶级非常分明。所以释迦牟尼佛开的药方是平等，种姓平等。我们了解一切的圣人都是医生，他所提倡的、所开的药方是为了治病。

可是我们今天的社会、文化、民族实在需要整理，每个人只有自己反省，自己整理，这是非常困难的。所以我回到国内的时候，有一些朋友也谈到国民道德如何恢复。我说你们讲道德恢复不行的，外国没有啊！我说"道德"两个字恢复不了的，你必须换个词说"社会主义的新秩序"就对了。他们说，太好了。其实旧瓶装了新酒，换汤不换药。可是现在人的道德行为实在有问题。这个事跟《黄帝内经》有什么关系啊？当然有关系！因为《内经》讲的是养生、卫生，生命的科学，这些都与品性道德有关。

《黄帝内经》讲生命科学，这是道家很接近唯物的哲学，从唯物思想来的，但是它包括了形而上心物一元的东西。中国人唯心跟唯物没有分的，把心物分开等于说把文学跟哲学分开了。

（选自《小言黄帝内经与生命科学》）

《黄帝内经》应该怎么读

讲到《黄帝内经》，大家都知道中国文化的根本中心是以黄老之道为主，然后散而为诸子百家。所谓黄老，即是以黄帝轩辕为综合起始的阶段，到春秋战国以后，才转而狭义地以老子等道家学说做代表。

什么是黄帝之学？历来在中国文化中，很难下一内涵的定义。因为它是笼统包括中国的全体文化，不分精粗，世俗的一切。

扼要来说，《黄帝内经》，不只是一部医书，它是包括"医世、医人、医国、医社会"，所有心医的书。

我们翻开《黄帝内经》，首先映入眼帘的，便是第一篇《上古天真论》，好像是从中国的玄学、哲学讲起，读也难读懂，看也不想看了。

其实，读中国古典的书，千万不要以十七世纪以后，大家学了一点西洋文化文字逻辑的皮毛来看它，那就牛头不对马嘴，愈读愈远愈糊涂了。中国古典文化的习惯性，以平常散说对话为主，自有它的逻辑，而不是先立前提，再加发挥、申辩，然后再做结论。如果以西洋中古文化以后的逻辑来看中国古典文化，就会完全反感。如说西洋文字的逻辑是完整的，那也不然，你只要取印度文化佛学的因明来看，如玄奘法师等所翻译的《瑜伽师地论》等一读，便可知西洋中古文化以后的逻辑文字，还只是后辈新兴的小儿科了。

《黄帝内经》真正的宗旨要点，多处散见于各篇的内涵中，或一二句，或多句。其中更重要的，即在《举痛论篇》中所说的三要义："黄帝问曰：（一）善言天者，必有验于人。（二）善言古者，必有合于今。（三）善言人者，必有厌于己。如此则道不惑而要数极，所谓明也。"

读此，《内经》全书的中心，它是"医（寿）世、医（寿）人、医（寿）国、医（寿）社会"为中心，不过是先从如何养生寿人来切入而已。

譬如说，什么是"天人合一"的内涵。它便说"善言天者，必有验于人"。如果只说抽象的天文，或有形的天体，而对人生生命生活了不相关，那是学问上的空谈理想，不是没有用，而是南辕北辙，背道而驰了。它必须要在人事上有实际应用，及实验经历才对。

再说"善言古者，必有合于今"。博古必要通今，任何学问，如果只讲现在，不通古今绵延演变的因果关系，都容易落入偏见，那是不可以的。

所以"善言人者，必有厌于己"。从政或从医，一切的一切，治理他人，医治他人，第一学问，必须先从本人自己身上实验做起。"如此则道不惑而要数极，所谓明也。"

总之，这一段话，《黄帝内经》的中心，也是黄老之学的要点。它是通于政治、经济、教育、军事任何一门学科的大原则。

要了解《黄帝内经》，必须先要读好，每个字都不能放过。开始第一篇《上古天真论》，题目就要注意了。天真这个"天"字，不是上天的天，这个"天"字，有时候代表宗教的天，有时候代表哲学的天，有时候代表天文学的天，等等，学中文要搞清楚。

为什么天字那么写？你真去研究中国文字，第一个字"一"是画图案开始的，为什么那么画？因为讲不清楚宇宙是几时开始的，天地怎么来的，所以以一画来分开。所谓伏羲画八卦，一画分天地，这是科学的，因为时间空间上，查不出宇宙的来源。我们中国人很注重这个，现在的科学发展到太空，也是在追求这个。

西方哲学讲人类世界的来源，问先有鸡还是先有蛋，到现在还下不了结论。换句话说，先有男人还是先有女人？如果说西方有哲学中国没有哲学，你完全错了。中国上古就是探索这个问题，从我们唐朝的古诗就看得出来，可惜大家年轻没有好好读。我们当年是读来的，所谓读是唱歌一样念。

在唐人的《春江花月夜》这首古诗里，有很多好句子，其中有些名句，是关于哲学科学的——"江上何人初见月，江月何年初照人"等。世界上哪个人先看到月亮？天上的月亮是几时开始照的？这个是哲学科学哦！大家却随便把它当文学看过去了。

这两句诗的感言，这跟我们讲《黄帝内经》有什么关系呢？有绝对的关系。所以文字搞不清楚，历史搞不清楚，就有些麻烦。譬如说《上古天真论》这一篇就是讲天。我们晓得"一"是一画分天地，上面代表形而上的，再加一笔和一个人字，就是天字了，天地人是这样来的。所以"一"的上面是"上"，下面是"下"，文字的来源是由画图象形，包含了很多内容。《上古天真论》的"天真"两个字，就是形容孩子"天真"那两个字，我们已经用了五千年还在用。这个天真的"天"代表了本体论，表示真实生命的第一个来源。

研究《黄帝内经》，我们也是不要当古书看，圣人给我们看的是生命科学，很宝贵的。希望大家配合现代科学来研究,你们每一位一定要发明,一定要好好地贡献,这是真心话。不要说古文看不懂就拒绝,这就不是研究学问了。我的个性,过去年轻的时候,哪个地方看不懂,我非看懂不可。笑话!还有我看不懂的!我就是那么傲慢,而且还有一个更傲慢,非唐宋以上之书不读。就是说,唐宋以下的那些书,我还用得着学吗?

我还问过我的老师,前清最后一榜的探花(头名状元,二名榜眼,三名探花)商衍鎏先生,"先生啊(我们以前不叫老师,叫先生),我这个文章还可以吧!""嗯!很不错。"我下面就很傲慢了,"先生啊,如果我生在你们那个年代,也跟你们一样去考个进士,我的文章行吗?"他愣住了,说:"还可以,还可以。"我就想说原来如此啊!你们这些进士就是我这个程度啊!所以学问之道,我讲给你们听,希望你们也傲慢一点。《黄帝内经》看不懂,就不敢看,没有气派!天下的事哪有不懂的地方!古人也是人,我也是人,他还写出书来,我却说看不懂,那还算是人吗!所以要以这个气派去做学问。这是以我个人的经验鼓励你们。

我年轻的时候,你看我也不是学科学的,不过那个时候,抗战之前商务印书馆做了好大一桩好事,他们把大学丛书都编辑了。大学丛书什么都有,经济学的、政治学的,譬如我在抗战的时候连航空学都专门买来看。虽然我不会驾飞机,我就晓得怎么配合气候。航海学也买来看，就靠这一部大学丛书充实自己。现在反而没有了，真可惜。学问之道是要你去努力追求的，我刚才说了，所有的圣人提倡的，都是开药方，你要以这个精神去研究。

我告诉你们读书的方法，这一篇读不懂，很烦，你就翻过去读下一篇；下一篇又不懂，再看下面；忽然后面懂了，再回来看前面，都懂了。我的读书方法就是这样。

（选自《小言黄帝内经与生命科学》）

四气调神的原则

《黄帝内经》第二篇是《四气调神大论》，先注意题目，注意精气神这个神。神是一个什么东西？这就要研究了，这是跟脑有关系的，但神不是脑。

也有人讲学佛学密宗的，"精"在两个腰子到前面这一部分，"气"是胸口到喉咙这一部分，"神"在脑。这个对精气神的讲法，同现在西医研究脑的科学有些相像。但是精气神是不是这样？我认为有问题。如果是假定精气神的分类，可以，但并不完全。

我现在要讲的"四气调神"这个神，如果你要写博士论文，一切关于中西医与精神有关的神，如西医神经科、精神病、心理病，这些都是与神有关联的。这个神到底是什么东西？确实是个严重的问题。这是一个问号啊。所谓"四气调神"里头就涉及一年四季了。

"春三月，此谓发陈"，第一句话不是说春天的三月哦，尤其不是阳历，是讲阴历，这是指春天的三个月。一年分四季，一季三个月。

请注意，我们研究中医，也必须了解印度的医学。印度一年只有三季，一季四个月，可是它的医理跟我们差不多，各有长处。我们的藏医用的是印度的医学原理。

"春三月"是春季三个月，根据医学来讲，"发陈"就是旧的换成新的，陈旧的发散了，变成新的，也就是说生气来了。

"天地俱生，万物以荣。"我们的身体与天地的气候配合在一起，以道家的观念讲，人的身体是个小天地，整个的天地只不过一个人身。这是旧的天文科学研究跟人体配合的观点。春天是生长的季节，万物欣欣向荣。

说到养生，还有一件事告诉大家，《黄帝内经》有个主要的观念，与道家讲的相同，生命重要的是养生、保养，不是卫生。西方文化讲卫生，是消极的。卫是保卫，防御。养生是积极的，把现有的生命再加培养，自己来培养。这里讲的是养生学，不是卫生。但是怎么养生？下面讲到春天应该如何，只不过我们现在做不到。

"夜卧早起，广步于庭。"早晨起来多运动，我也常常告诉许多学禅的运动家，尤其现在，学武功的，学禅的，白天没有时间，晚上到公园、到树林，打拳练武功。我说你不要命啦！什么意思呢？夜里在公园山林里，吸的都是碳气，因为草木到了夜里放出碳气，早晨起来放的是氧气。结果非要夜里去练不可，真的有意思！这个需要懂得啊。

"被发缓形以使志生，生而勿杀，予而勿夺，赏而勿罚。"古人头发都是绑起来的，最好是散开，给它生长。我们人同动物一样，春天也脱毛，秋天也脱毛，动物也春秋两季换毛的。我们身上也是一样，大家没有注意。所以这个时候"以使志生"，使你意识精神来了。"生而勿杀"，医学同政治有关系，不要杀生。"予而勿夺，赏而勿罚"，对于生物世界，只能够施出去，不要罚，不要杀生。

你们都晓得秋后算账，对不对啊？为什么呢？中国以前的法令，就是犯了重罪的，除非很严重的，很少当场处理的。判决以后，一定等到秋天处决，就是根据气候时令，因为春天不准杀生，所以"秋后算账"是这样来的。秋天到，该杀头的才会杀头了。所以古人有两句话："劝君莫打三春鸟，子在巢中望母归。"春天的鸟不准打，因为小鸟正在窝里等着母亲回来喂呢！中国文化天人合一这个道理，同气候是有连带关系的。

"此春气之应养生之道也。"这是关于春天养生，是这样一个情形。

"逆之则伤肝，夏为寒变，奉长者少。"这就要读古文了，你看它多别扭，讲的什么话！其实是它当时的文字，简单明了，把言语变成文字，浓缩里头的意义而已。这几句话，"逆之则伤肝"，春天是生长的时候，所以叫你头发也打开，心境也要好，什么都好，夜里早一点睡，早晨早一点起来。身体要这样保养，还没有讲到心理状态。如果违反了这样的生活，肝容易出毛病。春天属木，木主肝。

你听到肝出毛病，现在的医学以为自己有癌症了，其实是肝气受伤。肝气是个什么东西？这就是中医跟西医不同了。后来西医一来，第一个反对中医，说中医乱讲，说肝在左边，解剖了，肝明明在右边嘛。我现在还承认肝在左边，是指肝气。身体的神经交叉的、发动的地方在左边，就是说肝气还是在左边。

所以我们看中医的把脉，心、肝、肾在左边，肺、脾、命门在右边。不是搞错了，没有错，它是讲肝气的来源。气脉都是交叉的，上下交叉，左右交叉，这个网络是这样的。所以你违反了春的自然法则，肝会出问题。我们发脾气、忧郁的、内向的、受委屈的，都伤肝。后面有关心理方面的，《黄帝内经》都有，心理跟生理要配合研究才好。

春天讲到肝的问题，其实我们整个的气候一个冷一个热，春天渐渐由寒变成暖和，到火力很强的时候就到了夏天。所以我们中国讲历史只有春秋两个。春秋是最好的，日夜时间持平，二十四节气里面，春分、秋分的时候，可以乱穿衣服。春天气候温暖过了以后，就是热度高了，是夏天来到。

"夏为寒变"，夏天怎么会寒冷呢？这是说夏是寒冷的相对。"奉长者少"，生长的时候少，春天才是万物生的季节。下面马上就讲到夏，现在只提一个纲要。

四气调神，就是我们讲天人合一，生命与气候中间的变化。我们常常看到中医里讲邪风，或者是邪气。这个邪代表什么？哪有个风是邪的？哪个风是正的？当我们生命健康的时候，本身那个气是正的；不健康的时候，气就是邪的。医学告诉我们有寒则畏寒，身体里头有寒的，特别怕冷，感觉外面的风冷得不得了，这就叫邪风。正邪是本身的立场加以分别的。

"夏三月，此谓蕃秀。天地气交，万物华实。夜卧早起，无厌于日。使志无怒，使华英成秀，使气得泄，若所爱在外。此夏气之应养长之道也。"

春生夏长，这是讲夏天这三个月当中，"蕃秀"，植物春天种下去，一直成长到夏天，这是最漂亮的时候。夏天"天地气交"，这是古文那么讲，因为我们的生命靠三样东西，日光、空气、水。温暖的地方会生长，寒冷的地方就是死亡。"万物华实"，所以夏天是生长最重要的时候，万物繁华漂亮。那么，夜里早点睡，早晨早点起来。"无厌于日"，无厌是什么？不要过分在太阳下面活动，避开一点日晒。"使志无怒"，在心理的修养上少发脾气，怒是发脾气，换一句话说，心理上对人对事宽容，不要有怨恨的心理。"使华英成秀"，等于让大地上的万物成长茂盛。"使气得泄"，这里头有个问题啦，夏天怎么叫泄气？这是《易经》讲"消息"，成长的时候就开始死亡，当你死亡的时候即开始成长，这是一消一息，所以生命到了最漂亮的时候就要完了。

《庄子》内篇告诉你方生方死，方死方生。婴儿生出来以后，到第二天，这个婴儿已经比昨天老，三岁的婴儿比一岁老，生生死死很快地在变化。所以《庄子》也引用孔子告诉颜回的四个字，"交臂非故"。生命的道理，一切的道理都很无常，你我两个对面走，你过来我过去，两个膀子一靠，已经变了，都不是现实的你我了。

所以夏季要善养自己的意志，无怒，阴气就可以发泄出去了。"若所爱在外"，这个时候人的思想情绪都喜欢向外面，都喜欢放射出去。"此夏气之应养长之道也"，四气调神就是讲这一套。没有讲怎么调，只讲什么夜睡早起，什么不要发脾气之类的调神的道理，所以它没有讲医学，只讲养生。但是你懂了养生的原则去看病，就看出病因来了。

四气调神就是讲春夏秋冬对于五脏的影响。这一篇最后的结论，讲到气色的问题。

所谓四气调神的大论，这个"大"字不是说包括很多，而只是个大要而已。再看本篇最后的一段。"故阴阳四时者，万物之终始也，死生之本也，逆之则灾害生，从之则苛疾不起，是谓得道。"这个阴阳四时，春夏秋冬，一年四季气候的变化，实际上是两个东西：一个冷，一个热。这个要懂得天文，懂得阴阳，因为半年属阴，半年属阳。我们晓得冬至一阳生，讲农历，这个是我们的科学了。你不管这个科学如何，我们现代人尽管说是旧科学，可是你连旧科学都不懂呢！旧科学不懂，却一概推翻，新科学偶然发明一点东西，就大吵大闹又有新的东西发明了，这才叫迷信！在逻辑上一件事情搞不清楚，就乱讲，这就是迷信。迷信两个字很难讲，看不清楚就乱判断，就是迷信。

所以讲科学的道理，一年分阴阳，冬至一阳生，夏至一阴生。我讲个现有的科学，大家就了解了。我们这个楼层铺有地热，这是最新的科技，地下的暖气上来。冬天天气很冷，地球的表面冷，这个时候热能向里面收缩，所以冬天的井水或者太湖里头的水下面是暖的。夏天呢？这个水是凉的。冬至一阳生，夏至一阴生是地球的物理。我们的身体，冬天吃火锅，什么都不怕，消化力很强；夏天就不行了，胃是寒的。所以这就是天地阴阳的道理。阴阳两个字是代号，它是古人把科学东西的浓缩。不要因为自己不通，看到阴阳就头昏了。

"故阴阳四时者，万物之终始也，死生之本也。"一年三百六十天分十二个月，一个月三十天。再重复一次，五天叫一候，三候叫一气，所以一年七十二个候，二十四个节气，都有变化。中国的这些科学与医学都是相通的，像季节变化等，通了以后才知道其中有个原理的。一年来讲，冬至一阳生开始，白天慢慢长起来了。到了夏至一阴生，夏至也叫作长至，白天开始短起来了，这个道理要配合天文。有些科学家随便骂，什么天人合一，他也没有搞清楚。不管他是什么大学者、博士，反正你学识不到不要乱开口，免得人家笑你。所以说，阴阳四时对人影响非常重大。

"逆之则灾害生，从之则苛疾不起。"违反这个原则就生病了，整个地球人类、身体也是一样。顺着这个四时的变化，则不会生病。拿生理医理来讲，"是谓得道"。这个道是什么意思？就是守住那个原则，那个法则。道者路也，这是人生的大道，一条路。顺随这个法则生活，你就得道了。所以，"道者圣人行之，愚者佩之。"这是中国道的文化，这里讲"道"就是一个大原则，生命的一个大的法则。圣人就依这个法则来活着，笨人只在心上记住，像一个玉佩一样挂着而已。"从阴阳则生，逆之则死，从之则治，逆之则乱，反顺为逆是谓内格。"所以你要懂阴阳四时这个法则，自己养生，调养、保养这个身体。如果违反了就会生病，内在出问题了。

"凡阴阳之要，阳密乃固，两者不和，若春无秋，若冬无夏，因而和之，是谓圣度。"所以阴阳的要点是要调和，不调和等于一年有春天无秋天，或有冬无夏。譬如我们从舌头起连贯于五脏下去的，是属于阴，就是西医所讲的自律神经系统，背脊骨上来督脉中枢神经系统属于阳。有时候手拿不动东西，中风了，自律神经失调了，这是以西医的名称来讲。所以西医要比中医讲得明白。

我们古书这样讲阴啊、阳啊，你们千万注意，学了医给病人不要用这些术语讲，要用普通的话给他讲。我最怕那些学佛学道的有学问的人，常常拿课堂上那些名词跟普通人谈话，岂不是要命吗？学问归自己，讲话要尽量得白。所以用流行的知识讲阴阳道理，就容易使人了解。

"故阳强不能密，阴气乃绝。阴平阳秘，精神乃治。"这句话"阳强"是精神来了，"不能密"，不能自己保持住，阴气也没有了。阳极阴生，阴极阳生，道家的道理也就是医学的道理《内经》的道理。男性在《易经》阴阳道理中代表阳，女人属于阴。过去譬如找人算命，算命先生问你乾命还是坤命，男人是乾卦，女人是坤卦。或者问你是阳命或是阴命，这是普通男女代表。

可是以道家的道理、医学的道理来讲，男人是阳吗？男人都是阴，只有一点是至阳之精。女人是阴吗？女人都是阳，只有一点是至阴之精。这叫作阳中有阴、阴中有阳的道理。这两句话看是古代相传，但是学道要知道，学医也要知道；不过现在要科学求证，这就要科学家们想办法了。也就是说，用最新的科技来做测验，或者用量子力学、真空力学来讲这个道理，阳里头有至阴，阴里头有至阳。重点在中间那一点，所以说"阴平阳秘，精神乃治"。

"阴阳离决，精气乃绝"，阴阳分开了不能调和，我们生命的真气就没有了。

（选自《小言黄帝内经与生命科学》）

六气是什么

　　现在人都是在冷气间里得病的。冷气是给你凉快凉快，夏天要按照自然的规律，身体有一点微汗是最好的，最健康了，贪凉快会得冷气病。一些地方把冷气开着玩，冷得像冬天，那是死路一条，不可以的。像我坐在这里，背上在流汗，我还喜欢呢！如果不流汗，我会习惯认为生病了，那就不得了啦。

　　《黄帝内经》要人了解阴阳六气，现在的人都不相信，学中医的也不肯读，认为是空洞的理论。阴阳就是正面、反面，阴阳两个字是代号，什么事都有正反两面，是相对的。甚至每天的气候、每件事情也都是相对的。整个宇宙大气层跟着太阳、月亮的行度，十二个月当中有六种变化，所以说是六气。哪六气呢？风、寒、暑、湿、燥、火。

　　现在假设不开冷气坐在这里，或到外面晒一下太阳，是什么感觉呢？现在梅雨季节快要过了，马上到三伏天了，就是《黄帝内经》讲的燥、热、火这个季节，身上难受，所以梅雨季到三伏天最严重。这是讲身体外面的感受。

如果学医的就要知道，夏天身体里面反而是寒的，我们的胃是寒的；可是大家喜欢夏天吃冰凉的东西。以养生之道来讲，修道的人不干这个事，夏天反而要喝热的，吃热的。这是地球自然的物理，夏天手伸到井里去，地下水是凉的。

所以我们讲山西人不但会发财，还聪明；你到山西那个古房子一看，有地窖，还有冰窖呢。冬天把冰放到地窖，到夏天还没有化。我们夏天觉得热，因为受大气的影响，身体的温度向外发散，表皮上感觉很热而流汗，内部就寒了，这是养生的道理。所以很高明的医师，有时候夏天的病，不是给你吃凉药，反而是吃大热药。

燥跟热不同，中国人自己要懂中国字哦！不要以为这些课程你们都听过，你要晓得我是八九十岁的人，算不定明后天就走了，所以你们这一次听课，要慎重一点，听了要记住，不要靠记录，不要靠计算机。脑子不记，光靠记录、计算机都没有用。所以讲到阴阳，燥跟热不同，你不要以为听懂了，不要玩聪明，因为中国字你们没有一个字一个字学过。

暑湿，现在还没有到三伏天呢，我们是讲黄梅天的湿。现在我们觉得热啊、冷啊，气候不舒服啊，那是湿度的关系。这个空气里头有水，而这个水被太阳一晒变热水，我们现在的身体像是泡在洗澡池的热水里，因而不大舒服，所以暑天有湿。尤其上海在海边，这里是太湖，暑湿蛮严重的，最严重的是南京、武汉、西湖边上，有水汽的都是暑湿。所以学医，保养身体就要注意这个。

我们过去读书，也读《黄帝内经》，我是十二岁半开始读的，我怎么读起这个呢？我有个老师，他也信佛，一部《金刚经》摆在那里，另外也有一部《黄帝内经》。我们年轻嘛，站在旁边，听到黄帝很稀奇，他就笑一笑，告诉我一句话，这是医书啊！"先生啊！我看一下好不好？""要看拿去嘛，你能背更好。"那个时候就接触《黄帝内经》了。我现在讲中国人学文也好，学医也好，学政治也好，如果《黄帝内经》都不摸，都不懂，够不上谈中国文化。你不要认为那个是医学用的，里头许多人生的道理、政治的道理。

刚才说温度已下调一二度了，太多一点了吧？你们马上要调回来，现在已经到下午了，太阳一下去就凉快了。还有一句话，刚才进来大家热，现在还是三点钟呢，为什么现在会觉得凉快一点呢？刚才你们报告感觉难受，所以把温度调低一点。是这个原因吗？不是。什么原因呢？中国文化一句老话，"心静自然凉"，要注意这个，非常重要。我还记得年轻时，站在操场看兵操练，自己站五个钟头，全身武装，还穿着皮马靴，在大太阳下，里头的汗像雨水一样地流，外面看不出来。我静静站在那里，屹然不动。

那个时候没有体会那么深，只好把自己忘了，要装英雄嘛，要领导别人，做模样。什么叫心静自然凉？对热啊、冷啊，不在乎它，不理它。你说热得不得了，想到热得不得了，你更热了，所以不能心静自然凉。你看大家因为有个老头子坐在这里给你们乱吹，一听话把这个热的观念一忘，就好多了，这是心静自然凉，修养的道理就是这样。

（选自《禅与生命的认知初讲》）

寿命的根本

"黄帝曰：夫自古通天者生之本，本于阴阳天地之间，六合之内。其气九州，九窍、五脏、十二节，皆通乎天气。其生五，其气三，数犯此者，则邪气伤人，此寿命之本也。"

读这些古书，你们年轻的看得头大了。这个里头又包括数学，都是旧的中国古代的文化。黄帝提出一个问题来问岐伯，他说从古以来，"通天者生之本"，这一句话是说，能够通达天地宇宙的作用，通达智慧，就是认清楚生命的根本。他自己作了答——"生之本，本于阴阳天地之间，六合之内。"六合是什么？古代的天地观念，东南西北上下叫六合。还有一个名称，我们中国文学的八方，"八方风雨会中州"，东南西北加上四个角叫八方。印度来的佛教叫十方，东南西北加上四个角再加上下。所以我们上古文化讲空间叫六合。

"其气九州"，上古夏禹之前把中国地区分九州，不是现在的几十个省。譬如甘肃叫雍州，包括陕西、山西，等等。山东叫兖州，那都是古代的地理。为什么他提这个？是拿我们中国的地理比喻自己身体内部。人有九窍代表九州，头上七个洞，两个眼睛，两个鼻孔，两个耳朵孔，一个嘴巴，下面两个。内部有五脏，有十二节气所走的十二个气，"皆通乎天气"。所以人体的组织同天地的组织差不多一样。现在的人看是乱扯的，不够科学，可是上古的科学是这样来的。

"其生五，其气三"，什么是其生五啊？什么是其气三？五是五行，代表了心肝脾肺肾，也就是金木水火土。其气三，这个气是什么？天气、地气，还有中间的运气。算命的讲你运气好不好，是说生命之间流动的气。

"数犯此者，则邪气伤人"，这里讲五行之气，天地之气，如果你的生活原则违反了它，邪气就上来。假如今天诸位只穿一件背心一条短裤来，你还是会受凉。天地之气温度下降，你偏要穿得少，所以"数犯此者，则邪气伤人"。"此寿命之本也"，直接影响到寿命。

"苍天之气清净，则志意治，顺之则阳气固"，宇宙之间这个能量是清净的，所以我们要学这个法则，自己的心清净，心平气和，阳气就坚固了。

"虽有贼邪，弗能害也，此因时之序"，就是刚才我们再三提到什么叫邪气，那是自己招来的风，不是每一个风都变成你的邪气。譬如现在很多人，尤其我在香港看到最可怕，香港人不知道怎么搞的，夏天冷气开到冬天一样的冷，这些女的又爱漂亮穿短袖进去，我说你不病那才怪。

还有一个朋友臂膀痛，查不出病因。我说你办公室冷气是不是开得很冷，办公桌上面是不是铺玻璃板。他说："人家说老师有神通，你真有啊！我的办公室你都看到了。"我说你根本没有病，后面吹冷气，两个手放在玻璃板上办公一天，就是这个道理，邪气来了。我说你以后在办公桌上铺一块布毯，后面冷气调好就好了，也不要吃药，就是刚才讲的这个道理。

所以贼风也就是邪风，你自己招的，这是不适应环境造成的。现在叫环保，我们这个生命也要顾及环境的影响，就是我们生命的环保。

"故圣人传精神，服天气而通神明，失之则内闭九窍，外壅肌肉，卫气散解，此谓自伤，气之削也。"这里讲圣人是得道的人，所以得道的人传精神，这个"传"是保持自己的精神。"服天气"，服就是服从，不要违反，服从这个天气而通神明，自然精神头脑清楚，这是神明。我们中国人有时候讲鬼啊、神啊，叫作神明，实际上神明是你自己精神的灵光，通窍。如果违反了这个，"内闭九窍"，鼻子不通了，耳朵气也不通了；"外壅肌肉"，人也僵硬了，血压也高起来了；"卫气散解"，你自己保卫你生命的这一股气就散开了，起不了作用了。这叫作"自伤"，自己伤了本身的元气。

（选自《小言黄帝内经与生命科学》）

风与气脉

佛教说三缘和合才结胎，七天一个变化，所生出的脉，我们现代人喜欢把它叫神经，但不是神经。佛家、道家讲气脉，不是神经，是气路，一条气的路线。后来我们中文翻译用肉字旁这个"腺"，还勉强可以代表。

神经是神经系统，脉是腺路的系统，而且这种腺路的脉，像中医讲风而不是风，是道家所说的气（炁）。但也不要搞错了，不是空气的气哦！是能量，生命的能量，代号叫作气，《黄帝内经》上叫作风。

《黄帝内经》还讲道："风善行而数变"。它转动得很快，不是吹的风哦！是一种能量的比喻。又如《黄帝内经》上说"邪风"，你以为风都不能吹吗？不一定。我们身上内外都有风，所谓邪，是我身上不需要的侵入来了，叫作邪风。其实风没有邪正啊！像《庄子》所讲的多一根指头少一根指头一样，邪正是很难分的。我们生命中不必要存在的，都叫作邪，这个观念先弄清楚。

胎儿的生长，第一个七天生起来的脉，并不是以这个脉为主。我的话逻辑很清楚，我现在是讲，暂定第一个七天生起来的就是中枢神经的脉。脉是什么？中枢神经是可以解剖的，我们的背脊骨这个骨节，一节一节连起来，中间是一条空管。把背脊骨里头解剖了，分析起来有三层，硬骨头里头有软骨，软骨里头有一种液体，液体里头还有空的，那个是脉。所以脉是跟气、跟水一起结合的。

整个的人体百分之七十是水分液体。拿《易经》的八卦来讲，风水叫"涣"，散开了。所以第一天起来是这样。这个中脉所发生的以脉为主。《庄子》内七篇，其中讲庖丁解牛的时候提到过"缘督以为经"，以中枢神经为基础。背脊骨为主叫督脉，一切生命都是从这里先发展。

譬如我们的神经以背脊骨为中心左右交叉，过去晓得是交叉，与量子力学的变是一样，是一个变化的形态，还有一个变化形态在神经。所以密宗画了很多的图案，叫作曼达拉，梵文翻过来就是"道场"。反正是图腾的标记，是图案，有些三角形，有些四方形。我们生命的关系到处都有三角，你在自己身上画一画，三角多得很。我们两只眼睛下来这样叫三角，到处是三角。整个三角兜拢来是四角方的，整个方的变成圆的这么一个身体。你们画的图，一条线这样交叉也是一个图案。密宗很多的画很好看。曾有人对我说："老师啊，我送你一张曼达拉，西藏买来的。"我说好。这是科学的图案，但是他们当成宗教崇拜。

中脉生起来是在第一个七天，以后七天一个变化，七天转换一个气，换句话说是生命的能量转变。由入胎到婴儿生出来，三十八个七天，每七天的变化是一个气化，能量变换了，名称都不同。

印度同我们《黄帝内经》讲的又不同，太详细了，包括每个转化生出了多少脉。譬如讲人体上脉的路线，由足趾头到头上，依肚脐为中心散开，这是粗的来讲。

所以你看密宗很多佛像的图案，画得很科学的，不是迷信。为什么科学的东西变成宗教的迷信呢？我们中国人懂，孔子在《易经》里告诉你："圣人以神道设教。"其实没有宗教，宗教是人建立的。所以禅宗有两句名言——"魔由心造，妖由人兴"。什么叫魔？什么叫鬼？什么叫神？都是唯心的。谁做的？是人造的，盖个庙子，雕个木头在那里，这是菩萨，这是土地公，你不信就出问题。其实哪里来的？心物一元的、科学的，所以他的图画是这么一个东西。

从肚脐以上到胸口，你看画的佛像，我们中国塑的佛像，大肚子坐在那里，这不是真的佛像。西藏画的佛像，那是真的，三围均匀，不管男女，功夫到了一定是这样。这是气脉的关系。肚脐以上到心脏这里，刚才讲研究中医，风大这个气，这里是下行气，不是上行气。老年人便秘，假定你用药用错了，给他泻得太厉害，把下行气泄完，老人很快就死了。所以死亡以前肛门会打开，下元的元气空虚了，下行气没有了，所以死亡。

气就是风，叫作风大。《黄帝内经》中提到风，但是一般把风当成外风了，不是的，这个是代号。所以佛教有句成语叫"四大皆空"，地水火风叫四大，大的意思是这一大类、一大堆，所以叫作四大。实际上是五大，地水火风空，这是五大。这个空不是理念上的空，是有形的空。譬如我们看这个地方没有东西挡住就叫作空，这是物理的空，空不是没有东西。地水火风空五大，是说生命具备了这些东西，所以风大是一个代号。道家或者中国医学把那个叫作气，风大就是这个气。空气也是风大，我们身体内部，生命第一个重要的维持是风大，是气，没有气就死亡了，但是四大要平衡。

所以你读《黄帝内经》看到风字，不要认为衣服穿好、被子盖到就没有风，你被子盖三层里头还是有风，风是无孔而不入的。《黄帝内经》说"风善行而数变"，它乱钻的，行就是钻进去，它没有空间。拿空气来讲，我们修好了房子，墙壁阻碍风进不来，你说水泥墙壁里有没有风？当然有，它一样透过来。所以我们晓得气和风是这个样子的。

风在身体中，又分五行气。上行气向上走，是自然的，不会到下行来。假设上行气到下行来，是不行的，它们两个路线不同，轨道不同。下行气向上走也不行。左边的是左行气，右边是右行气。这是印度的分法。我们分左右阴阳，中间腰围一带，我们叫带脉。所以奇经八脉，腰围一圈的中行气都要打通。不通的话，生命就不平衡。这个五行气是这样的，还要配合火大修法。

（选自《小言黄帝内经与生命科学》）

万病之首的风

"其传为风消，其传为息贲者，死不治。"风是什么？我们医书上讲"传"，"传"又是什么？譬如我们伤风，我常常说伤风跟感冒是两个东西。我们过去都讲伤风了，受凉了，那是没有病毒的，是风邪的进入，衣服穿得不够，或者某一部分有风进来了。风从皮肤都可以进来，重点在鼻子。感冒有病毒，伤风不一定有病毒，不过伤风停留久一些就有病毒了。

水果放在那里是没有虫的，水果烂时，是从里面烂起。所以有句古文，是说做人的道理，也是政治上的大道理："物必自腐而后虫生，人必自侮而后人侮之。"他说如果自己里头开始烂了，内在的功能不行了，慢慢才腐朽，水果才会生虫，是物理的自然反应。做人也好，国家的政治也好，如果自己内部搞不好，出了问题，别人才乘机而来。所以学医跟政治的原理常常是连在一起的。其实整个的社会，整个的国家，还有我们的身体，都是同一个道理。

所以讲到这个"传"字,伤风感冒,外面传进来先到鼻子,鼻腔里有细菌的话,感冒停留十天八天,没有另外并发,肠胃没有不好,细菌在鼻腔里就死亡了,变成鼻水出去了。如果肠胃不好或者有其他的并发症,伤风马上变成感冒。风一部分一部分地渗透过来,这个"传"就是渗透。

"其传为风消",譬如说伤风一进来,鼻子受凉,消就是深入严重了。我常常告诉年轻人,把领子拉高一点,尤其现在女孩子爱漂亮,受西方的影响,袒胸露背。我们中国人以前领子是高的,现在是越露得多越好,是时髦漂亮。我说将来下个世纪的人不要穿衣服了,最好把皮都扒掉,那就更是漂亮。现在人爱瘦,以前人爱胖,这个里头还有很多政治风气的作用。这个进来的风,气传过来了,"其传为息贲者,死不治"。他说我们里头的气很充足时,虽然走动传布,并没有关系,"贲"就是自己内在的生命本身的风力不够时气息积结了,就死了。

《黄帝内经》归结起来是"上药三品神与气精",同佛家以及道家的修持都是一个路线,但有所不同。在生命的科学里,这是两个东西:一个是思想,是知觉;一个是五脏六腑到整个的身体,是感觉。就是那么简单。《黄帝内经》讲了半天这个病、那个病,都是感觉方面。这同佛家讲四大地水火风一样，其中风最重要。《黄帝内经》讲风、气为万病之首，很重要。

风不是空气的风，也不是东南西北风，是这个气，空气的变化影响。《黄帝内经》的原文讲："风善行而数变"，很难把握得住。所以，学佛的有修气、修脉，修密宗、天台宗，都搞这一套。

说到感觉与知觉，《黄帝内经》的医理归纳起来，都属于感觉方面，然后把感觉分类讲了那么多。这一部书分成两部分，《素问》是基本的原则，医理学，也叫作病理学。《灵枢》是医理变成方法论，尤其是砭、针、灸。汤药是另外一部分了。我们最初的一部汤药书是张仲景的《伤寒论》，用几味药治好病叫"经方"，但是也有人反对。可是后来的药方《汤头歌诀》《温病条辨》等等，并没有跳出他的范围。张仲景在湖南是做官耶！做太守。在湖南、湖北潮湿的地方，他看了老百姓的病很难过，就在那里做官又做医生，专门给老百姓看病，把经验写成了《伤寒论》。《伤寒论》的重点是风对人的影响。

"风为百病之长"，这是《黄帝内经》的原文。所以万病之首是气，就是生命之气。"风善行"，你没有把握控制得住它，"而数变"，这帖药刚刚下去祛风，它又变到别的地方去了。所以医者，意也，要知道变易的道理，靠智慧的运用。这个也包括了学佛修道做功夫的，没有智慧，都是在迷信，信这个佛、那个道，非常多。而且也对我非常迷信，好像我得了什么道，人家问我你得道没有？我得道啊！上有食道，下有尿道，都有道。为什么我这么讲呢？希望大家不要迷信。所以，学佛求道还不如去学医，能利己又可以利人，也可以做点好事。

（选自《小言黄帝内经与生命科学》）

五脏的分工

"帝曰：藏象何如？岐伯曰：心者生之本，神之变也，其华在面，其充在血脉，为阳中之太阳，通于夏气。"

黄帝问："五脏藏象怎么样？"岐伯答说："心者生之本，神之变也。"这个心不是佛学的心了。你要注意，不要看到心就认为跟佛家讲一切唯心那个心一样，都是中国字，两个意义不同。佛学讲一切唯心是借用这个心字代表本体；我们本有这个心，就是心脏。这个心字怎么写？同我们心一样，这里一个窝，另有三点，上面这一点不落实的，在上面跳跃，思想不定。这个心是象形，非常有意思。

我刚才声明，佛学的心是借用中国的心字讲本体论。心啊、性啊，都是借用的。"心者生之本"，这是讲心脏的心，心脏是最重要的，心脏停止跳动人就死了。但是心脏是神之变，不是心脏变出神来，是神变出心脏来，这个道理要搞清楚。这就告诉你，读古书要有另外一只眼，不要被它的文字句子困死。

"其华在面"，神变的心，营养充满就变成精神了，变出来的。营养够不够？在脸上气色看得出来。其实四肢都有，手足、全身体都看得出来。譬如人老了长老人斑，这也是华。"其充在血脉"，吸进营养以后就变成津液，变成血了。

"为阳中之太阳，通于夏气"，所以我们看病按脉是一个诊断的方法，不是全体的诊断。其实手这里也有脉，脚背这里也有，臀部两边也有，很多的地方都有脉，不过我们采用的是这个方法。所以诊断脉也是很重要、很深的一门学问。他说这个血脉，阳中之太阳，很明显的在外面。"通于夏气"，夏天的气候，丽日当空，文学上这四个字，形容太阳很明亮。

"肺者气之本，魄之处也，其华在毛，其充在皮，为阳中之太阴，通于秋气。"

我们中国人讲，人活着时精神分两个部分，灵魂与魄。魄是什么？是中国提出来的，这个西医没有研究了。西方人讲的灵魂与我们讲的灵魂不同，我们的灵魂有气魄。譬如说"这个人很有气魄"，就是这个魄，是一种生命精神的表现，魂是精神的那个作用。

我们小时候读书，没有现在孩子那么幸福，古书上偶然看到画的魂魄，在做梦的时候，头顶上一个东西出去。这个叫灵魂出去，古人认为做梦是灵魂出去。

肺气的根本是魄，这个魄字是鬼字旁边一个白，白色的鬼。我们的肺也同猪肺一样，猪的肺买来，外面有一层很薄的膜，白的，像很细的尼龙丝一样。所以我们有时候有痰，肺活动不好，因为外面这个薄膜包着洞眼，水就不通了，就有痰，就气喘了。肺是藏魄的地方，这个魄化的气几乎无影像。"其华在毛"，外面看到在皮毛，是它作用的呈现。"其充在皮"，皮肤充气了。"为阳中之太阴，通于秋气"，同秋天的气候一样，有一点肃杀之气。所以就中医将人体跟天地连起来讲，人身就是个小天地。

"肾者，主蛰封藏之本，精之处也，其华在发，其充在骨，为阴中之少阴，通于冬气。"

肾脏，不是完全指两个腰子哦！由腰子以下包括睾丸，上面通脑，整个都是肾气的关系，千万不要忘了。如果认为两个肾脏代表了肾，有许多医书你就看不通了，有问题了。肾就是从下面的生殖器，上来到两个排水的道都属于肾。"封藏之本"，是收藏的仓库的根本。"精之处也"，不是讲男女的精哦！是全身精力所在的地方。"其华在发"，在头发。所以我们看到中年人，到了五十岁男的、女的都一样，许多聪明的人头发都掉光，至少中间露顶了。"其充在骨"，它的充实在骨髓。"为阴中之少阴，通于冬气。"四时之气在人体上要活用的，同活子时的道理是一样的。

"肝者，罢极之本，魂之居也，其华在爪，其充在筋，以生血气，其味酸，其色苍，此为阳中之少阳，通于春气。"

刚才讲到肺是魄，肝就是魂，我们的精神灵魂在这个地方。"其华在爪"，指甲。所以很多看相、看病的，我还记得有看指甲的。我是乡下出来的，我们那里有一个老太婆，我也是她接生的。那个时候没有妇产科，叫作接生婆，我对她都很恭敬。小孩子有病就请她来，我就跟在旁边看，她一来就看指甲。我小时候很调皮就问她："太婆啊！你怎么抓这里就知道什么病？"她看这个经脉的气色，就晓得这个孩子怎么样。"其充在筋"，筋跟骨不同，外面的筋是血脉。"以生血气，其味酸，其色苍"，所以肝喜欢酸味，它的颜色是紫色、青苍的，青颜色带一点红。

"脾、胃、大肠、小肠、三焦、膀胱者，仓廪之本，营之居也，名曰器，能化糟粕转味而入出者也，其华在唇四白，其充在肌，其味甘，其色黄。"脾胃、大肠、小肠、三焦、膀胱等于一个仓库的根本，营养的营就在这里。

（选自《小言黄帝内经与生命科学》）

小心四季邪气

"因于露风，乃生寒热，是以春伤于风，邪气留连，乃为洞泄。"譬如我们睡觉，或者在旷野里头睡，尤其我们当兵打仗的时候，那真的要懂这一套了。那时不管生命倒头就睡，累得什么都不管了。当兵打仗的很可怜，人不当人看。譬如说海军的人，天热起来不得了，但是有个规定，不准在甲板上睡觉，绝对禁止。夜里在甲板上睡觉有海风吹，很凉快，但是不到几个月就中风了，手就动不了啦。

现在你们呢？对不起啊，家庭富有一点就开冷气睡觉，贪凉快；尤其年轻人，夫妻也好，情人也好，开冷气做爱，只有四个字"包死无疑"。但是你当时不觉得。我常常碰到有些人，一看就晓得，这是伤寒，不得了的，很容易碰上。这就谈到"因于露风，乃生寒热"，所以春天伤于风，"邪气留连""乃为洞泄"，拉肚子。

"夏伤于暑，秋为痎疟，秋伤于湿，上逆为欬，发为痿厥。"夏天受暑热，秋天病疟。秋天受湿，湿气向上走，咳嗽不停止，因为肺气受害了，"发为痿厥"，手脚没有力气，筋骨都松懈了。

"冬伤于寒，春必温病。"另外还有讲"冬不藏精，春必病温"。冬天过分受凉，冷了没有穿衣服，冬寒进去了，到春天患温病。讲到春天的温病，两三年前我们还在香港，听到 SARS（非典）。我说那是温病啊！温病只要小柴胡汤就行了。我讲了以后，北京传开了，上海同北京的小柴胡汤买不到了，贵得不得了。

"四时之气，更伤五脏。"一年四季气候的影响会伤到我们的五脏，尤其现在加上科学的设备冷气，我再三强调要特别特别小心。所以这里（太湖大学堂）建筑的时候我跟建筑师讲，要想一个办法，使空调有冷暖的调控，但是开冷气没有感觉。现在大概做到了，还没有做好。将来建筑科学还要进步，千万不能贪凉。你们将来开冷气啊、电风扇啊，乱开是不得了的。

（选自《小言黄帝内经与生命科学》）

梦与病

《脉要精微论》说："是故声合五音，色合五行，脉合阴阳。是知阴盛则梦涉大水恐惧，阳盛则梦大火燔灼，阴阳俱盛则梦相杀毁伤，上盛则梦飞，下盛则梦堕，甚饱则梦予，甚饥则梦取，肝气盛则梦怒，肺气盛则梦哭，短虫多则梦聚众，长虫多则梦相击毁伤，是故持脉有道，虚静为保。"

这一段提到了梦，只提一点。儒家的书《礼记》里头也讲到梦。我说那是与医学有关的，其实梦是精神的反映。

每一个人都有梦，一辈子没有做过梦的人很少，当然也有。我碰到过几个，有男的有女的，一辈子没有做过梦，很特别。我们普通人睡眠，拿医学来讲，脑不是全部休息，只有一部分休息。

我们每人每天都有梦，有思想就有梦，但是睡醒后，都觉得睡得很好没有做梦。其实有梦，但是忘记了。真正记忆力很强，打坐修定的，修道家佛家功力高有定力的人，他完全清楚自己的梦。我们普通人一醒来梦境就大多不知道了。

譬如你观察研究一个人，学医的真的要看的现象很多，我们看一个人睡觉，没有一个安详的，保持一个姿势不动绝对做不到。任何人躺在那里睡着了，不是脚动一下就是手动一下、抖一下，一定动的。有些躺在那里还在笑，还在哭，再不然像我们带学生带兵多了，看这个家伙没有睡好，他那个眼球睡着了还在转动，他在做梦。

孔子也做梦啊！孔子说："久矣，吾不复梦见周公矣。"孔子自己承认常常梦见周公。《庄子》里头讲"至人无梦"，愚人也无梦。除非得道的人，功夫到了没有梦，白痴的人也没有梦。真正好好地修持，很清爽的，可以自己有意去做梦，乃至第二步功夫可以控制梦，第三步功夫可以变更梦。譬如梦到火了，我把它变成水。还有梦中梦，不晓得你们有多少经验，像我年轻的时候有几次，自己晓得在做梦，自己梦里说我在做梦了，我偏要把这个梦改变，做别的梦，它马上变另外一个梦，这叫梦中梦。现在医学上研究精神科的问题，从西医来讲，精神科与脑科都与梦有关联的。

《黄帝内经》告诉我们，身体阴盛就梦到水了，而且你很害怕给水淹了，这就晓得自己身体阴气太盛。你们学中医的知道，吃一点药就把它改变了，不改变可以锻炼一下身体。

"上盛则梦飞"，这个梦像我小时候经常做，很舒服，要飞就飞起来，而且看到房子，看到什么的，很舒服。现在老了，飞不动了，没有力气了。当然你们年轻还可以，就是气盛而且沉不下去，则梦飞，自己在空中飞，但是飞得不高，飞得很高那是功夫了。

"下盛则梦堕"，有时候梦到去旅行，到高的地方跌下来了，晓得自己本身有问题。太饱了就梦到给人家东西，太饿了就梦到想吃东西。肝气盛容易发脾气，梦中跟人吵架，自己就晓得肝气太盛。或者我们梦到遭遇很多事情，很难过，伤心痛苦的事多，那是你的肝有问题了。太内向，情绪不肯发出来，闷在里头，肝就有问题。肺气太多就梦哭，肺部有问题，梦到悲哀的事，爱哭的。

"短虫多则梦聚众，长虫多则梦相击毁伤。"所谓虫是寄生虫。以道家来讲，我们这个身体不是我们自己的，是一个世界，每一个细胞是一个生命，而有很多的细菌在寄生。所以道家说我们身体里有三尸虫，很多很多，所以要把三尸虫杀死。道家用的药，过去炼丹黄金啊，白银啊，这些毒药炼成丹吃下去，把身体的三尸虫杀死。

我们身体内部的世界，照西方医学的研究，假设吃一碗饭，自己需要所吸收的不到四分之一，其他的供给内部那些众生的需要。所以这里讲"短虫多则梦聚众"，梦中觉得很多人，就像军人带兵，自己站在上面阅兵，这个境界很痛快，很威风。实际上以病态来讲，是里面某一部分的小虫多。如果长虫多，则梦到打架。

"是故持脉有道，虚静为保"，作为一个医生，对于病象、心理作用，都有它一定的诊断规则。所以说光看脉象，三个指头一按，或者舌头一看就做诊断，以《黄帝内经》来讲，太草率了。要多方面研究清楚，望闻问切这些条件都要包括在内。

《黄帝内经》所提到的梦只是一部分，《礼记》上也有一部分，大致相同。梦是个很深的学问，医学同心理学、同脑的关系，以及神经科学都有关联。你们年轻人听了不要拿到鸡毛当令箭，因为在《黄帝内经》里，讲梦就是这几个原则，如果拿这个来概论一切的梦是不对的。

再补充一下说，梦是很奇怪的东西。佛经上有一句话"如梦如幻"，对于整个的世界看成一个梦。《庄子》第二篇《齐物论》，最后结论有一个蝴蝶梦。中国文化中《庄子》的蝴蝶梦，吕纯阳的黄粱梦，唐人笔记里头的南柯之梦，都是哲学方面的东西，也是科学，讲人生活在这个世界，生死存亡就是一场梦。所以你们看过《三国演义》刘备三顾茅庐那一段，提到一首很有名的诗，是诸葛亮在南阳高卧隆中，起来跟刘备见面时所作的。

大梦谁先觉？平生我自知。

草堂春睡足，窗外日迟迟。

  人生是个大梦，这个梦真正研究大概分五大类。《黄帝内经》《礼记》所讲到的是"病梦"，是身体里面有一种变化的现象。《黄帝内经》这一段我给大家抽出来介绍，有一种是"思梦"，与思想有关的梦，所以平常我们讲"日有所思，夜有所梦"。

  有时候自己有一个思想出来了，譬如相思病的人，梦中就会团圆，所以唐人的笔记小说《倩女离魂》，就是描述离魂症的状况。医学里头也有这个。中国的医学离魂症，男女爱得太厉害了，结果灵魂出窍，离开身体了，还跑到对方的家里结婚。过几年回来把全家吓死了，因为她还躺在床上，等于一个植物人。然后带她到房间一看，床上那个活起来了，灵魂跟身体又复合了，这是有名的《倩女离魂》。这个历史上的故事，不完全是小说，这种叫离魂症。

  另外有一种叫梦游症，夜里梦游，尤其是带兵的时候，最怕这个事情。这个名称过去部队里叫"闹营"。所以做首长、做长官很痛苦的，要懂种种的状况。譬如你带一百个兵，要先观察环境，这就牵涉迷信了。如果住人家的庙子，住人家的祠堂或者老房子，带兵的有地方就住，管他风水好不好！

可是你要管，因为就怕碰到一种状况，一百个人正睡得好好的，忽然有一个兵起来拿枪，子弹上膛，冲啊！这个是闹营，就是梦游症。当然带兵官碰到这样一定倒霉受处分，因为带领得不好。

碰到闹营，带兵官自己要镇定，如果自己昏了头，那就很严重了。这个时候第一个就要喊口令，全体立正，然后卸装，全部睡觉。第二天问他做了什么事，统统不知道。碰到战争的时候，你是学中医西医的，请你做军医，这个时候军医的责任很重要，要懂这个梦的问题，梦的学问是很深的。讲到这里，你不要看了一点《黄帝内经》，就以为听懂了，梦也知道了，那我就告诉你，你还在做梦，没有完全懂啊！

（选自《小言黄帝内经与生命科学》）

第五章

精气神的动与静

奇经八脉是什么

提到气脉二字，许多人都会认为那是一种筋，或者血管之类的东西。中医所谓的十二经脉，确实是包括了有形的血管，等等，在解剖学上来说，是肉眼可见的，人身具体的组织。但是道家所谓的奇经八脉，与密宗所讲求的三脉七轮，只是具有作用，而在人体解剖时却不见一物。

气是无形而有质的，好像原子能的排列，如果拿眼前东西作比，就如生火时所冒的烟，这些烟也走一条路线，但并非在一定的管子中行进。所以，多少年来，西方生理学，以及我们中国人，都认为气脉是玄而又玄的玩意儿，原因就在于气脉是看不见的。

究竟这个看不见的气脉是什么？它既不是呼吸之息，也不是空气中之大气，但在活生生的生命中，却证实了它的无上功能，影响重大。

也许我们可以勉强称之为生命能吧！

道家最重视的奇经八脉，就是任、督、冲、带、阴维、阳维、阴跷、阳跷。

　　为什么称它们为奇经八脉呢？因为奇是数字的代号。在阴阳的观点上来说，奇就是阳，因为此八脉影响着阳气所走之路，故而称为奇经八脉，所谓奇，并不是稀奇古怪的意思。

　　奇经八脉专管阳气之路，这个系统，并不是十二经脉的系统，但奇经八脉却辅助支配了十二经脉。奇经八脉既司无形的精神，有人认为就是道家所谓的"精气神"，这一点是有问题的。但是中医的理论，却非常重视奇经八脉。

　　奇经八脉为什么如此重要呢？在道家的经验上来说，如果奇经八脉都畅通了，精神状况便会达到一种超越的境界，就是："精满不思淫，气满不思食，神满不思睡。"

　　奇经八脉如何才会打通？在《黄帝内经》和道家的丹经里，曾做过一个比喻，在十二经脉气机充满时候，才可能流溢分散到奇经八脉之路线中，就好像一条大河，或者水库，涨满之后，自会流到特置的沟渠之中，可是十二经脉的气机如何才能充满呢？这就要靠修持的功夫和成就了。

　　奇经八脉中的任督在哪里？我们常看到现代的武侠小说，随处描写着任督二脉，但是中国文化史上，最早提到任督二脉的，除了《黄帝内经》外，就是《庄子》了。《庄子·养生主篇》中庖丁解牛的寓言，便提到"缘督以为经""中经首之会"。

可是《庄子》未提到任脉，有人说，《黄帝内经》实际上是战国时代的文化，那时齐国的方士研究道家的传统文化而编写了《内经》。这桩考据的事，不在本题讨论之内，但是它实实在在证明了医学发展史是很有问题的。

道家认为任督二脉等于天地间之阴阳。说到这里，我认为大家应该丢掉八卦的包袱，根据这一法则而另寻科学的途径，因为气脉与八卦的关系，是后人在唐、宋之间硬套上去的。如果中医仍停留在八卦的圈子中打转，就会变成前途有限，后患无穷了。因为学医的人精通《易经》的象数已不容易，何况象数之学与医学联姻，有对有不对的地方，不能太过牵强。

看一看人体八脉图，真像天空中的星斗，难怪道家称人为一小天地了。但是，有关这一点，中医与丹道家间理论并不完全联系。

八脉的督脉和任脉，都起自会阴（密宗所谓的五法官）。上至百会穴，如果八脉配合了针灸、气功、点穴、按摩，联合沟通，无疑是一门新的人体生命知识的宝藏。同时也可为医学开一新的纪元。

督脉司气的作用，影响支配着全部脊髓神经系统。任脉司血的作用。治疗男性的病，以督脉为重，女子则以任脉为要。

卫冲即中脉。带脉在中间，对于女性最为重要，凡妇科的毛病，每与带脉有关。阳跷及阴跷，阳维及阴维司人体上下部与左右肢的功能，是交叉的。

我说带脉对女性重要，大家听起来以为是笑话，学医的修道的都要注意，因为女性的生命能在上身。刚才讲的阴阳相反，旧时母亲和祖母她们那个长头发，要坐在梳妆台梳个把钟头再盘起来，上肢并不觉得累。可是你叫男性学女性两手伸直拿报纸，半个钟头不准掉下来，他绝对受不了；女性就没有关系，受得住。

男性的生命能在下半身，你叫他立正站一两个钟头站得住，你叫女性立正站一个钟头，那要她的命！女性站不住的。所以你看男人走路，是膝盖头在动地走。年纪大的男人，膝盖头不大弯得动，走路就不是那么灵便了。女性走路是臀部摇动走的，这是两性的不同。

学气脉的人，总离不了看图、看书。但书能看得懂吗？的确不太容易。古代的大医师是如何学通的呢？原来他们都先在道家的学问中求证，个个都是懂道的人物，然后再以自己作为实验的对象，经过一段摸索实证，对医术才有把握。

说到古代道学的试验，对女性来说却是欠缺的，一切道书及医书，都是以男性为目标，这也是男性中心社会的缺点。为此，我们探索这些学识时，要特别注意女性的问题，女性是由任脉开始的，不像男性是以督脉开始。女性气脉由任脉向头面上行。

学习了解气脉的人，在学习体验过程中，可以感觉到自己气脉的流通。如果一连工作几天没有睡觉，自会感到头昏脑涨，不能支持。这时如能按摩督脉，使气下行，再导引至下肢，头涨立刻消失。或者采用观想的方法，假想气脉倒转逆行，二十四或三十六圈后，人也可以宁静下来了。

（选自《易经与中医》《我说参同契》）

道家的活子时

子时是一天中的第一个时辰，是阴阳分界的地方。一天十二个时辰，所以古文上常用到一个成语"二六时中"，两个六就代表一昼夜。夜里十一点开始到凌晨一点，叫作子时。

邵康节有一首诗讲子时，他说："冬至子之半，天心无改移。一阳初动处，万物未生时。""冬至子之半"，拿一年来讲，冬至那一天，是回转来开始生长。冬至时，过去大家吃汤圆，过冬至农村人很重视，因为阳气正要开始。"冬至子之半，天心无改移"，这是本体论，不动。"一阳初动处，万物未生时"，学针灸的有个子午流注的方法，大家学医的应该知道。子午流注就讲天地之间固定的一个运动，活的子时，是把天地运行的法则用到你身体上来。所以人老了，阳气用完了，可以使他重生起来。

道家为了打通任脉及督脉，先从打坐开始，以十二时辰的法则，配合着气脉及八卦的形象，我们可以先看一看图 10。

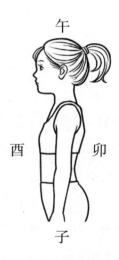

图10：子午酉卯与人体

这个图表示体内任督二脉，子的位置是会阴之处，也是任督二脉的起点，上达于午，就是百会穴。

卯时，正当人体的夹脊之处。酉时，正是人体的丹田之处。由于要修气脉，打通气脉，以达到返老还童的境界，道家就提出了子、午、卯、酉的问题。

以后，所有修气的人，都固执于子、午、卯、酉四个时辰打坐的重要。事实上，能够每日在子午卯酉打坐，当然确有效果，那是另有原因。

道家打坐更有一种说法，就是：子午温养，卯酉沐浴。所以有些打坐的人，依文解意，便在每天卯、酉两个时辰必定要去洗澡，而忽略了子午卯酉四字，是在解释打坐的天地法则，并非完全属于刻板的定时作用。

由子午卯酉来看，"子"的部位意义极为重大，那是一个生命原动力生法之宫，气脉的发起之枢纽，所以说，这个子时是活的。

既然道家认为，人身是一个小天地，万物各有一太极，那么在本身的这个天地的系统中，也自有其自我的运行，与天地运行的法则虽有大的关联，但也有小我的自主能力。

在季节上来说，"子"代表十一月，是一阳初生的地雷复卦。

在人的生命上来说，阳代表着阳能，在阳能发动的时候，正是所谓活的子时，并不一定要合于天地法则固定的子时。这才是本身小天地的运行起点。

一个男婴孩，正睡在摇篮中，在他将醒未醒的一刹那，性器官忽然膨胀起来，恰为老子所谓："不知牝牡之合而朘作。"这个婴儿既没有性欲，也不知道男女之事，这正是他阳能发起的时候，也正是他自身系统中的活子时。

一个病人，只要还有生命活力的气机存在，他也有活子时的征候。不过，不全是以性器官做标准，而是以精神衰旺的周期性来推算的。

把握住了活子时的动力，使自己身心定住不生一念，阳气才能上升，这就是道家的修炼法则。

在人类长大成熟，一阳来复之时，也就是活子时的时候，都去追逐异性而放射，如果能趁机打坐而升华，回转到督脉，及其道而行之，就成为炼精化气了。

不论针灸与点穴，都注重气脉的开合。气脉的开闭又是随二十四节气而变化的，这是一种为时颇久的理论。但是，我们前面已经指出，历法长久未经校正，日月星辰角度的偏差，使得旧有沿用数百年的二十四节气，发生了值得怀疑的情况。

如果按照二十四节气的天干地支针灸，或者是没有配合气候的法则，它会不会产生不良的后果，应该值得研究。

所以，针灸应在"活子时"上发展，道家的奇门遁甲学中有云：阴阳顺道妙难穷，二至还乡一九宫。若人识得阴阳理，天地都来一掌中。

所谓二至就是冬至一阳生，夏至一阴生，一九就是后天卦的坎离二卦，也即子午的代表数字。如果暂时丢弃了二十四节气是可以的，但是四季的重要，却要把握，春夏秋冬大气象的变化影响，是不能抛弃的。然后再把握住个人的活子时及奇经八脉的道理，研究出一套新的针灸法则，这可能是对人类真正重要及有意义的贡献。

我们在前面已经谈过，二十四节气的偏差问题，所以用宇宙法则来做医治的准绳，是值得重新商榷的。天干地支与地区的偏差也是一个问题，所以先要把八卦与干支请出医学的范围。如果采用每人自身小天地的法则，来做医疗的话，医生必须要懂得阴阳五行，与病人的八字。换言之，医生要会算命，先算了病人的命，才能再诊断下药。这个方法似乎也是难以办到的事。

只有探用道家活子时的学理，方能创造中医的新境界。人身既可以脱离宇宙的法则，则活子时的方法，正是以病人为主，利用自身气脉的运行而对症治疗。

中国古老的拔火罐的方法，是由"砭"治中脱胎而来，现在正被日本改进使用，称为净血治疗、真空治疗。这种方法，如配合了穴道及针灸，一定也可以在治疗上迈进新境界。道家与医学的配合，实在非常伟大，道家云：日出没，比精神之衰旺。月盈亏，比气血之盛衰。

把握了这个原则，便可大胆采用活子时的法则了。当然，要发扬这个法则，还必须要大家集思广益去努力，而且必须要在道家与密宗的气脉之学中寻求其原理。

道家所谓的后天生命是从"子"时开始，懂得了精气神的道理，能够灵活运用个人的活子时，则把握自己的健康是绝对没有问题的。这一点几乎可以绝对保证。

你以为知道了活子时就可以容易把握住了吗？如果你真如此想，那就未免太轻率了，因为把握活子时是极难的一桩功夫。

基本的困难在于我们难于控制自己的心念，在前面提到坎水时，曾经提到平静心念，但是心念是最难平静的一件事，不能平静心念，如何在活子时上努力呢！

道家的"炼精化气，炼气化神，炼神还虚"这一套功夫，说要十二三年完成，事实上二十年也没有人完成。基本的原因，是我们的心猿意马，不能平静下来。

把握活子时诚属不易。先说一说活子时在什么时候，让我们都找到自己的活子时再说。如果是个幼儿，很容易看到，我们前面已提到过，当他的性器官膨胀时，就是活子时外露的现象。那时如果测验一下他的脑波，一定会有不同的变化。如果是青年人，在活子时，一定向异性情爱方面发展。这些都是容易知道的。那时，不把握活子时的生命力，来震动任督的气脉上升，生命力即转进入十二经脉，化成后天的欲了。

但是一个老年人，他们已经没有性的冲动，难道就没有活子时了吗？只要一息尚存，每个人都有自己的活子时的。当一个老人，在将醒未醒的一刻，似乎要睁开眼睛时，那正是他的活子时。在这个时候，不要睁眼，继续保持那朦胧混沌的、恍恍惚惚的状态，好似焖了一锅红烧肉，再多焖一会儿，那个肉味就会更浓厚了。这就是把握老年人活子时的方法。

当我们疲劳不堪、气脉不通、头昏脑涨、昏昏沉沉的时候，顶好喝午时茶（并非中药店里制成的午时茶）。人到了"午"时，正是"子"时的对方，处于和"子"时相反的状态。这也是夏至一阴生，生命到了衰败的时候。在这个时候，千万要注意温养，不可强迫自己再坚持五分钟，也许不到五分钟，拉满的弦就会断。所谓温养，就是保持的意思。子午温养，卯酉沐浴。

《庄子》所说斋心，就是沐浴的意思，是把心境洗清，把心中的杂念洗净。中年以上的人都已到了"午"时，要赶快从"午"起修，先修回"子"时。从抽象的理论来讲，等于说从形而上开始，修到形而下，不像年轻人，是从形而下开始，修向形而上。

（选自《易经与中医》《小言黄帝内经与生命科学》）

如何借花修我

说了许多的道话及医话，我想起少年时代的一桩事。

那时我们看到了许多剑仙侠客的故事，一心想学剑。后来听说杭州西湖城隍山有一个道人是剑仙，就万分决心地去求道学剑了。经过多次拜访，终于见到了这位仙风道骨的长者。但是他不承认有道，更不承认是剑仙。又经过许久的谈话，他对我说："欲要学剑，先回家去练手腕劈刺一百天，练好后再在一间黑屋中，点一支香，用手执剑用腕力将香劈开成两片，香头不熄，然后再……"听他如此说来，心想劈一辈子，也不一定能学会剑，至于剑仙，更加当不成了，只好放弃不学。

道人反问："会不会看花？"当然会看，这不是多余一问吗？

"不然，"道人说，"普通人看花，聚精会神，将自己的精气神，都倾泻到花上去了。会看花的人，只是半虚着眼，似似乎乎的，反将花的精气神，吸收到自己身中来了。"

吸收了一切的植物花草的生力，借着炼神成气，还精返本，这就是道人语重心长的修道法。

宋明时代有两位道家的权威：宋代的张紫阳、元末明初的张三丰。张三丰在丹道和太极拳上有伟大的成就，并且有一系列《无根树》词的名作。

中国历史上有两个著名的道家寺院，一为北京的白云观，一为四川成都的青羊宫。青羊宫有张三丰亲自写的《无根树》词之石碑。字体都为圆形，别有仙气。事实上那是否真为张三丰所写，当然无法考证。不过《无根树》词确实为道家修炼的方法，其中涉及老人的修法如下。

无根树，花正微，树老重新接嫩枝。

梅寄柳，桑接梨，传与修真作样儿。

自古神仙栽接法，人老原来有药医。

许多左道旁门，不深究此词的真意，都将这阕词的意思，解释为男女双修，这是很错误的。人老了等于树老了，所谓用栽接法恢复活力，是借着宇宙间其他的力量来培养衰微的活力，而达到充实自己生命力的目的。这就是所谓精气神的利用，也就是利用宇宙间的光能，将神转回为气。

上次我们提到看花的故事。不要以为这是一个笑话，实际上也是树老重新接嫩枝的意思。一个人在看花的时候，将眼中的光能，向后脑收回，这种力量，可以刺激脑下垂体的均衡。保持着这种均衡休息的状态，一个人可以感觉到自己的呼吸渐渐由粗而细，最后达到似乎停止的状态。

这时，抓住了活子时，也就可达一阳来复之境，自身生命的元气，就在发动了。所谓"梅寄柳""桑接梨"，也就是由宇宙间借来的一种力量，制造成了活子时的生命生发之力。近代的医学证明，肾上腺、性腺激素与精有关联，但与脑下垂体也有绝对的关系。借用宇宙的光能，燃起了自己生命的活力，这不就是栽接法吗？《庄子》的"与天地精神相往来"，正是这个道理。

所以，何必斤斤计较于看花呢？看树、看草、看虚无的天空，甚至看一堆牛粪，不都是借以接到天地间的光能吗？

重要的关键不是看什么东西，而是怎么样看才能收到栽接的效果。

借着天地间的光能，可以引发一个人的活子时，这个光能，具有特殊意义，与精气神的"神"也有着密切的关系。《黄庭》《内经》中关于"神"的问题，绝不是宗教上的神。

目前的西方医学，都致力在研究，如何用光能来治疗疾病。但是所谓"神"的问题，却仍在灵魂学及神秘学的范围之中打转。如果有一天，西方灵魂学的研究，能借科学试验而得到成功与证实，则科学也将进入新的纪元。

那一天如果到来，哲学以及所谓各派宗教的定义，也必将面临重新改写的局势。

人的身体分为三部，分别代表了精、气、神。神的主要在头部，气的主要在胸部，精的主要在下部。按照《无根树》的说法，人是无根的。

人真是无根吗？不，人的根在上面。在人身所代表的，脑部是神，人的根却从脑部上行，入于虚空。所以人的根是在虚空之中，也是神识的根。

在针灸的原理上来说，头为诸阳之首，是最重要的地方，也代表了"神"。

（选自《易经与中医》）

抗衰抗老的秘诀

《参同契》讲："坎居北方，幽阙之中，正子位上，月当朔之象也。"这个分两方面，一个是抽象的，一个是实际的。抽象是根据《易经》天文现象来说，北方用坎卦代表，南方是离卦代表。我们这个人体，头顶是南方，北方是下面会阴穴这一部分；另一个北方是肾，肾水属于北方，南方离卦属心火。人的思想能够分别，能够聪明知见，这个属于离，属于南；生理的变化，血液的流行，精气的发动，这些现象就是北方坎卦代表，是属于水的部分。

"坎居北方"，以卦象来讲，坎卦位置在北方。"幽阙之中"，古代称肛门叫幽门，"幽阙"当然不是讲直肠排泄这一部分，实际就是讲会阴穴，海底，这部分都属于"幽阙"。"阙"就是宫阙、宫殿的意思，北方就在这里，属于水。人体用天体来配比，所谓坎卦正北方，拿地支排列一个圆圈，"子丑寅卯辰巳午未申酉戌亥"，北方就是夜里亥、子之交，亥时以后到子时。所以子时也是一天当中一阳来复，阴极了阳生，这里提到北方幽阙的部位，是正子时的位置。

我们身体的变化也是这样。生命有没有活力？是不是有青春的气息？生理上有没有欲念？有没有阳气发动的现象？假使都没有，就完全衰老了。衰老了就是命将绝矣，在《易经》属于游魂之卦，就是魂游墟墓之间。那么要如何返老还童？如何培养自己？老年的人或者年轻身体衰弱的人，抗衰抗老只有一个秘诀，就是"静"，养静。什么思想也没有，但不是昏睡，心境很清明，头脑很清楚，相当于动物的冬眠。养多少时间不一定，看年龄关系，至少一个周期七天。七天下来，等到青春的气息恢复了，阳气发动啦，千万不要动欲念啊！有了男女关系的欲念，一配合就完了！所以道家讲性命双修，就等于佛家的心性念头。这个作用要分辨清楚，没有一点杂念，没有一点恶念，也没有一点邪念，没有一点不正之念，这个时候等到一阳来复，正子时位置到了，阳气就恢复了。

只要你这样能够把握得住一次，还不要说每次，一次能够把握得住，祛病延年之药就在你手上，就有把握。不过也很难啊，虽然你把握了，但这个阳气潜伏变化，的确有冲关之象，一关一关很难转啊！冲上来的时候第一个就是腰部，腰酸背痛就来了。尤其老年，各种病象都来了，不是你功夫做出毛病，是你本来那个机器就是坏的，当阳能要上冲时，一定要先把你修补，所以病象就来啦。一点一点，慢慢阳气培养上来，上升到南方的离卦，就到了头顶。到头顶以后也不算数，这不过是一个作用，真到了头顶的脉轮都打开了。在密宗，头顶叫作大乐轮，头顶脉轮真的打通了，全身都永远在舒服快感中。

大家修行的人，一百个找不到半个成功的，为什么？第一，大家都想修长生不老，更希望又有钱，也有官，寿也长，儿子孝顺女儿好，媳妇更听话，自己还要成佛当神仙，天下的好处会都给你沾光吗？不可能。有这样多的愿望，每天打坐十几分钟，心都静不下来，定不下来，气不会回到坎卦幽阙之中，不会聚到正子位上，这个一阳决不会来复的。大家有的人肚子跳一下，气动一下以为是功夫，那是见鬼！那根本没有关系，是你经脉穴道有些不通，真的通了的人不会有震动的，不会跳动的。像一个水管一样，很通畅时，它不会弹动了，如果噗噗跳动，这个水管里头一定有问题，有障碍才会发生震动现象。所以不要认为那个就是功夫，把这个道理懂了，这一段就看懂了。

"正子位上，月当朔之象也"，拿月亮天体来讲，正是阴历的月尾到下月初三之间，眉毛月刚刚呈现，就是一阳来复的现象，这是讲坎卦。

（选自《我说参同契》）

水火与人体

先要向诸位声明，我并不认为今天的科学完全对，还不敢说。因为科学随时在进步，它今天的定律，会被明天新的发现推翻，所以科学下不了定论。因此我只是借用现在的科学知识来说，生命的青春活力最重要的是脑下垂体，它刺激激素的源源产生，一旦萎缩，人就衰老。所以道家修炼玉液还丹，真修得好时，嘴里永远是清凉的口水。这个玉液还丹，其实就是脑下垂体激素的分泌，一直下来到全身，刺激到下部去。所谓肾上腺，性腺，就是"天一生水"来了。所以人老了，如果"天一生水"不生长，这一点水用完就完了。

譬如《黄帝内经》上说"女子二七天癸至"，"壬癸"都是水，壬水是水的原素，还没有形成水，所以叫能；癸水，就是形成了物质的水。所以虽同为水，但二者并不相同。天一之水就是讲脑下垂体的激素，是后天的，由它下降就变成男女的精液，这就是癸水了。所以"天一生水"，在上面的还属于阳水，真阳之水到了下面变成实质的，"落在北方太阴之中"，在人体来说北方就是胃下面一直到肚子。"北方太阴"这个代号，在我们这个后天形体来讲，引用瑜伽、密宗的说法就是海底。在古代来讲就是会阴穴，是太阴所在。等于下雨一样，因地气上升，碰到冷空气成雨。"天一生水"是雨下来了，雨下到地面又归到大海里去，所以水这样变成阴了。

"地二生火"，现在讲有形的后天生命的真阳之气。阳气靠哪里来呢？下部来的，由阴极而发生这个阳，一个变化一个转折，这个热能跟地球一样，热到极点，阳气慢慢就上升了。夏天的井水是凉的，地心里凉。地下的阳能向外散发，所以夏天大家的胃口都不太好，饭也吃不下——夏天不敢吃火锅吧！因为消化力没那么强。到了冬天，你们摸那个井水，是温的，外面是冰的，我们身体也是一样。所以冬天的胃就火力强，外面觉得冷。

影响气候的是温度，物理世界这个气候的温度，即使是同一个都市，东西南北也有差别。还有最重要的是，本身感受的温度，每个人不同，跟人的年龄、健康都有关系。譬如有人说："今天天气那么热，老师你为何还要多穿一件背心？"我说我觉得凉，你们不要管。等到下午，他们觉得凉，已经感冒了，这是你们反应慢，我早就感觉到了，所以衣服先披上了。

因此我们自己的火力向上升，冬天可以吃冰，夏天我是不主张吃冰的，我宁可喝烫的。另外，饭后吃水果我是绝对不赞成，我们刚把热的东西吃下去，跟着又把凉的东西吃下去，就把它盖住了，久而久之不生病才怪。每个人的舌头吐出来都是白白的，上面都有寒气。这个水果和冰是可以吃的，但最好在平时吃，为什么一定要在饭后吃水果？这都是习惯，以为这是科学，不通！我们的身体"地二生火"，下面火上来，如果拿道家的义理来讲，有真火有虚火，虚火就是发炎了。虚火是什么呢？等于点蜡烛有亮光，冒的就是虚火。你以为有热，那个并不热而是寒的，所谓有阴中之阳、阳中之阴的区别。

所以说，"地二生火，火本真阴"，生在南方太阳之位，所以火反属阳。有些人动不动要睡觉，昏昏沉沉的，便是给阴困住了。道家讲阴困，什么叫"阴困"？湿气太重，消化不良，或者精神不够，或者是血压太低或太高，很多原因，麻烦得很，要观察清楚，这属于虚火。所以火要是上升，代号则是阳，下面就告诉我们理由，这些理由，如你懂医理就懂了。

"阴盛便来侵阳，水盛便能灭火。"阴太过了阳被阴侵，水太多了火就灭了。阴极就阳生，阳极阴生，过分了以后，它反而慢慢衰弱下来。这中间一反一复循环之理，要把它搞清楚。

"盖先天无形之水火，主相济为用；后天有形之水火，便主相激为仇。"注意啊！这两句话很重要，五行有相生相克之理。物理世界由虚空形成地球万有，这条路线顺着来是相生。后天就是我们有了这个生命，有了这个肉体以后，有形的水火"相激为仇"，产生了矛盾。所以魏伯阳真人原文上讲，"故曰，举水以激火，奄然灭光明"，水太多，激动火光，火力就不够了，光亮反而消灭。

"天上之日月，即是世间之水火。"这是《易经》的道理，坎离两卦代表太阳和月亮。在我们后天身体上，水与火代表很多；生理功能上来讲，坎离两卦有时候一个代表气，一个代表血，在中医代名词叫作"营卫"。人死了血为什么不流了？因为"卫"力没有了，推动的力量没有了，心脏也停止了，所以营跟卫，气和血两个是并行的。

前天有位同学拉我看一段影片，讲一位香港去世的功夫明星的一生。我说这样练功夫非死不可，这不是中国功夫，中国功夫不是这样练的。他不懂用气，所以营卫不调，那必然要暴死。

我们后天的生命，血液够不够还是次要，气够不够最重要，气一不够就不行了。练武功像他这样练，简直把气给练断了，这是不对的。要我来讲，这部影片就不该播放，因为孩子们不懂，会学他练，那不是学早死吗？中国功夫哪里是这样硬搞的？外家拳、少林拳也不是这样硬来的。练拳两句话原则，"内练一口气，外练筋骨皮"，都要一起来。

（选自《我说参同契》）

水火二用必归土

"子午数合三"，子为天一所生，午为地二所生，合起来就是三。"戊己号称五"，戊己就是中央戊己土，为天五所生。子午是地支，戊己是天干。"三五既和谐"，三五相加就是八，是八卦。"八石正纲纪"，八石是炼外丹用的，都是毒药，黄金、白银、水银、铅汞、硫黄都是，五金八石是炼外丹。

那么你说道家炼外丹有没有道理？绝对有道理！不过现在一般人没有去研究，实际上，现在也用不着了，因为西药许多都是矿物提炼的。譬如过去的杀菌最厉害的西药六○六，就是砒霜提炼的。我请研究外丹的人多注意一下西药的发展，每年新的药品出来，旧的药品往往被淘汰了，科学的进步是如此。但不管中西药，用惯了就失效了，再用就治不好病了，新药下去很快就治好病。五金八石，化学药品也有功劳。

"呼吸相含育，停息为夫妇。"男女结合，彼此的呼吸也配合。"含育"是指收进来孕育，在身体内产生另外一个生命，不要再经过娘胎了。你看这个里头包含了多少东西！这就是道家。所以当年我们读道书，又喜欢又痛苦，又沉迷又好奇，七七八八、三三五五、天干地支、子午卯酉，弄得昏头涨脑。后来了解，人家没有错，只是我们看不懂而已。

我们现在把朱云阳祖师的注解，接着研究一下，多花一点时间，会得到益处的。"此节言水火二用，必归于中土也。"先说水，那是身上的元气，你真定了以后，口水就来了，不是从口腔来，硬是感觉从脑的中心滴下来，那个口水是清香有甜味的，叫作玉液还丹，不同层次的还有金液还丹。当然有些人讲话口水都喷出来，那是病态。

玉液还丹这个水液从哪里来？从火而来！你本身下元的真阳之气上升了，浊气下降，清气上升，打通了上部气脉，脑下垂体的激素分泌，才会有玉液还丹的现象。所以打坐头要正，头不正会把脑下垂体气脉压住，看书也搞得肩膀疼痛，眼睛也近视了。所以我教你们青年人，读书绝不要低头。关老爷看兵书，一定把书拿到眼睛高度读，哪怕手累一点还是要这样读。读完了书合上放好，才休息睡觉，绝不会拿本书躺在床上，歪着眼睛去看，那还不变成斗鸡眼，戴上眼镜吗？读书嘛，手要洗干净，所以你看我这个手帕，每个桌子上都有，我要读书以前一定擦手。不管什么书，书写出来都很不容易，所以值得尊敬，每本书读完了都保持得干干净净。书带到厕所去，这个习惯很有问题，你们要注意一下，这也代表了文化的水准。

人体的激素有很多种，多从脑下垂体来，对生命很重要，是真正道家所讲的精。至于精虫卵脏的那个精，是次要，如果把它当成炼精化炁的那个精，就大错特错了。再说火是什么呢？就是佛家讲四加行的"得煖"，密宗叫"拙火"。不能修到得煖，精水就不能下降。修密宗的人，只讲拙火的重要，却不大注意水火既济水的部分。

现在讲"水火二用"，互相为用，当然是水在上，火在下才对。修道的人，头脑一定是清凉的。头脑热昏了，满面红光，就有问题要注意了。虚火在上不能下降，脸带桃花色，那是病啊！有些修道修得肚子又大，脸又红，问题很大，很有可能虚火上升。虚火在中医叫"相火"，所以中医有时候说"相火游行"，其中包括很多。相火不是真火，真火是主体的火，是阳火；相火属于阴火，相火就是发炎。中医讲肝脏的"相火游行"，就是肝脏发炎了。

"水火二用，必归于中土也。"中土就是真意。一念不生的时候，浊气下降，清气上升，头顶清凉，那个清凉口水下来。清凉到什么程度？夏天剃了光头，用温水头上一淋，然后风一吹，好舒服啊！连皇帝都不愿意当了，佛家讲这是轻安以前的现象。这个头顶清凉，玉液还不能还丹哦！要得煖才行，骨节都软化了。"必归于中土也"，必须一念不生才能得煖。所以说，道家功夫绝对不简单的。

"盖丹道妙用，无过水火。"想修长生不过是"水火妙用，不离戊己"。戊己属土，也属中宫，有形的戊己，在中宫就是脾胃；无形的戊己，是一念不生。中宫的气满时，你不吃饭没有关系了，功夫到了。吃了东西也要消化一下，虽然很快可以消化解决，不过总是麻烦。所以，"不离戊己"是说中宫的重要。

"大约举一即兼两，举两即兼三，会三乃归一。"所以提到佛家的话，一念不生处，一定身心性命归一。佛家的显教跟密宗争吵，密宗认为气脉要通了才能悟道；净土、禅宗不谈这套气脉，认为四大假合之身说什么气脉，那是外道。我们看到很多法师们的著作，都在骂，像我们这些没得道的人，看看只好笑笑。大家骂过来骂过去，反正都没有真得道，得了"骂道"有什么用呢？结果自己学道都在生病，还著书立说骂别人不对，那不是造业吗？至少自己少生病也好一点嘛！其实显密都一样的，真到了一念不生，一定是气住脉停；反过来说，能气住脉停，自然心平气和，才能到一念不生。心不平，气不和，精神不充满，怎么能够达到一念不生呢？这是很简单的道理，不过也要深入进一步说明。

（选自《我说参同契》）

生命的能量来自宁静

今天你们大家自发地想静下来，不讲话。大家一定想，人为什么要不讲话静下来？其实静下来是不可能的，因为人要静，思想却不停。

有人提出来问我，为什么要静？为什么要学静坐？为什么要不说话？我以前带兵带学生的时候，有很好的处罚办法。

第一个处罚的办法，不是骂人也不打人。只要叫他两手各拿一张报纸，手平伸起来立正，站一个小时。那很痛苦啊，你们试试看。

第二个方法，三天不准说一句话。那也很痛苦。

还有一个办法更严重，把他丢到一个非常空旷的山野，什么东西都没有，那更痛苦。

可是呢，理解了这个道理以后，这三个痛苦变成最大的享受了。这是相反的道理。我可以告诉大家，因为后天生命的根本是个静态。

宇宙万有的一切活动是动态。太阳、月亮、万物都在动，这个世界如果不动，就毁了、空了。我们认为是死亡了，其实不是死亡，死亡仍是动态。

世界上有没有一个真正的静止状态呢？没有。所谓静态，只是一种缓慢的动态，一种延长的现象。

物理也好，生理也好，思想也好，都没有完全的静态。

如果你们是学物理的、学科学的、学哲学的，很容易懂这个道理。所以，静是个很难得的东西。你看宇宙万物，譬如我们吃的水果、稻子、麦子、花木，都是在静态中生长。静态是生命功能的一个状态。

换句话说，生命的能源是从哪里来的？是从静态来的，从空来的。所以我们在妈妈肚子里十个月的生命，是静态的。

为什么我们白天忙碌，到夜里要睡觉呢？因为需要静态。脑筋不休息不行的。

以前的宗教，人跪在那里祷告一下，或者坐在那里，心里宁静一会儿。再譬如人病了，必须要去医院，为什么呢？不是医院的医生药物把你治好，是靠自己休息过来的，药物只是一种帮助。所以说，很多很多的道理，都说明静态的重要。

这个原理，中国几千年前有个人讲得最清楚，就是道家的老子。我现在告诉大家，老子有句话要记住，你们翻译时要想一想，要准确地翻译出来。

先说一下为什么我自己有这样的记忆力。因为小的时候受训练，喜欢看什么书都要记得，背来，都不靠本子记。这个就是宁静的修养。大家记忆力的衰退，是因为事情多了，不宁静了。这是就我本身的证明告诉大家。

现在我背一段老子这本书，我讲原文，能不能翻译得很好，靠诸位了。

老子说："万物芸芸，各归其根。归根曰静，静曰复命。"

老子这段话的意思是说，天地万物的生命，"芸芸"表示大地上的草木非常多，数不清，用来比方万物。草木的生命力在根上。为什么生长那么快、那么多？因为根吸收了天地间正的力量。根是什么？是万物生命的来源。回归根才是静，能静才回归生命。这是讲静态的重要。

可是人的生命忘记了这个静，反而尽量用动态去消耗自己，等于世界上人类拼命消耗能源，早一点消耗完，就死亡了。

所以昨天讲到生命的来源，保持健康长寿，甚至想健康长寿，必须要学静。世界上每个宗教，学问家、哲学家甚至科学发明家，都是在静态里不知不觉发明东西。所以说，不静是不行的。

譬如刚才我讲，我的处罚要他静，受罚的人就很痛苦了。因为大家习惯了动态，自己忘记了生命的那个静态，更忘记了必须要把脑筋静下来，思想情绪完全静下来。一切的智慧，如果不是在静态中，是发挥不起来的。所以刚才提到老子的四句话。

老子同时告诉你道家的修养方法，有八个字："专气致柔，能婴儿乎。"把自己身体活动的功能宁静下来，完全恢复到婴儿状态，脑筋是清楚的，是快乐的，当然是指非病态的婴儿。

世界上这些宗教、哲学或者是一般做学问的，求静态是很难得的。所以我晓得诸位今天要问，为什么要学打坐？打坐是学静态最好的一个根本的方法。

打坐，是修禅定的方法，禅定是宁静的深入，禅定的目的是开发智慧。譬如一杯水，乱搅动的时候，是看不清楚的，沉淀下来就看清楚了。打坐是口头称谓，实际叫坐禅，也叫正思维修，还有行禅、住禅、卧禅。打坐不一定照释迦牟尼佛一样盘腿打坐，全世界归纳起来打坐的姿势大概有九十多种。诸位没有注意到这门学问，你现在到印度去看，有人站着，伸出一只手三十年不动，那只手完全变成树一样。印度有很多人这样一个姿势站着，很多年不动。

静涵盖了很多无穷的力量。印度学瑜伽，中国学武功的，学到最高处，就要练静功了。这是介绍了静。打坐的姿势那么多，我们大家要修养要学静，最高的原理，不靠别的方法，就是反省、观照自己，乃至不加任何判断地观照、观察自己。

现在让大家静，你们自己约定不说话，我看大家蛮痛苦的，这是"冒充"，心里不晓得讲了多少话。这样说是笑话，对不起哦，冒充静态是很痛苦的。

刚才提到老子讲的，生命的根本是在宁静中恢复的。我可以告诉大家，静态到了极点，能知过去、现在、未来，所有的事都知道。

但是有一个条件，是要真的在静的状态，那时所有的快乐痛苦，所有的感觉都忘了，没有了身体，人和宇宙合一了。所以世界上讲先知啊，什么预知，什么神通，不是假的，都是真的，那是由静态来的。

但是真的能够静，有先知有神通的很少，多半是假的。世界上很多有预知能力、有神通的，我给他一个绰号，是"神通二号"，中国话叫"神经"，就是精神病状态。因为他没有真正达到静的境界，达到真静，智慧开发了，如果学科学，学哲学，求学问，统统不同了。因为生命的本来，原本就是与过去、现在、未来相通的。我昨天已经把这个原理告诉大家了，你们没有注意。

把乱的思想切断了，我们大家静默一分钟，做得到吗？做不到。因为我们讲静默一分钟，思想已经乱了，然后讲静默，越要静就越会想。

不静默还好，一静默下来，这里痛，那里酸。等一下吃饱了，上面"呃"，下面"噗"，好像静是非常不好的。其实刚才讲的现象，就是生命的现象，等你静下来，它都给你清理干净，可是自己习惯上不知道。

譬如你们都有做事的经验，有时候处理一件困难的事情，一件复杂的事，忽然自己的思想说，这样做可解决问题，那就是静态的作用。那个决定是静态来的，就是刚才讲的"确定心"。

所以你处理复杂困难的事，就要静下来什么都不想，你越想越把自己的脑子转了起来，所有的神经都转起来，最后不死就病。因为这个思想，这个意念很难使它静下来。

所以说，这个心本来是静的，你就是不认识自己的静，那是非常大的错误。

不过话说回来，静有那么大的功效，但是我们修养的人，包括宗教家都做不到，为什么？因为物理、生理的作用，物理的世界是没有静的，都是动的，包括太阳、月亮。譬如我们看一座山，这个山有没有动？其实山在动，它在长大，有时候瘦，有时候胖，它还移动，也都在呼吸。植物也是这样，都是动态，整个大地都在动。

但是真正动态的能源后面是静态。现在的大科学家知道一点，但也不敢肯定。我们所讲的静态，是把动态的拉长放慢，是相对来讲而已。我们人为何静不下来？是物理生理作用。每个细胞、每根神经，乃至心肝脾肺肾都有影响。

譬如肝不大健康的人，脾气很大，或者是很内向，或者非常悲观。这个情绪的影响使人静不下来。譬如肺部不好，胃部的东西多了，懒得用思想，尤其是"酒足饭饱"时，实际上那是心里最动乱的时候，动乱得没办法，里面都是动态。

真的静态是宁静下来，没有思想，也不是睡眠。要绝对身体健康的，才达得到那个程度。所以你静下来觉得思想很乱，尤其年纪大的要注意，你已经进入病态的状况了。

到了相当的年龄，然后静了，那不是真静，是脑子不会想了。老年人到脑子不会想时，就专门想过去的事。

所以你和老年人相处很麻烦的。人到老了，跟你讲一千次都是过去的事。现在的事都不知道，知道的都是过去的事。这是一种心理状况，年轻人光想未来的，很少想过去的，前途是无限的希望，无限的理想；到老了，就专想过去。

我今天听到你们做了很好的反思，不讲话，禁语，这是对生命修养基本的一个好路子、好方法。

（选自《南怀瑾与彼得·圣吉》）

第六章

人的本源和奥秘

佛学中的生命观

印度的佛学中与医学有关的著作，现在很难找到原书，有人翻译过一本，就是学密宗的陈健民，他已过世了，当年我们差不多同辈的。他翻译的名称叫作《甚深内义根本颂》，虽然翻译成中文了，还是读不懂，只可以做参考。所以今天你们青年人，学医的、学科学的，大家努力一点，未来的文化要靠你们接上了。

今天先讲释迦牟尼佛所说的生命的来源。生命的来源，同医学有绝对的关系，过去是用宗教的方式讲，把生命的过程切断来讲的。我先代表佛教说，佛教的基本，其实也就是科学，如果不当作宗教看，你就灵光了。其实宗教是把人的思想规定在一个范围里头，你把这个规范拿掉就不是宗教了，就那么简单。

现在我们拿掉宗教的盖子，来说佛的宗教哲学，其实就是生命科学。所以我常常告诉大家，佛教佛学的基础建立在"三世因果，六道轮回"八个字上。我们现在的生命是分段的生死——前一段，现在一段，死了以后未来的下一段。用科学的道理讲，什么叫三世因果呢？世代表时间，过去的生命是指过去有的生命，但是现在我们看不见了，不晓得出生以前是什么。

如果经过一个科学的修行证明了，用生命证明而知道以前的生命，那就成为神通了。过去是有的，未来死亡之后有没有呢？还是有。中间活着的这一段，不管活一百岁还是二十岁，活着的这一段叫"中有"，是中有的生命。死了以后呢？另一个生命起来，叫"后有"。所以佛教并不一定谈空哦！这个生命是有的，前生的是"前有"，现在是"中有"。

所以一个人的生成，在古代翻译的经典中，是非常科学的，男女和合而构成一个人，古书上叫"男精女血"，男人的精，女人的血。我们现在讲，一个精虫碰到女性每月排出来的卵，就成胎了。

那么佛说的精呢？他说不是精虫叫作精啊！全身都是精。也就是说，全身细胞都是精，所以一个细胞抽出来可以克隆人。大家现在一讲到精，就想到性行为排泄的那个精，这种认识根本错了。那个的确是精，是男人在性行为上把精一下变成精虫，那是转化。现在西方的医学说，是性行为的快感，脑下垂体受刺激产生激素，下降到下面，而刺激了男性身体这部分的机能而造成的精虫。

关于男性的精，释迦牟尼佛的医学讲得很清楚，也是非常科学的。他在两千多年前，比孔子早一点点，曾说女性子宫高一点不能怀胎，低了不能怀胎。所谓低了，我们现在妇科检查叫子宫后倾。偏了不行，冷了不行，热了也不行。这说明什么？佛有几句话，"人身难得，中土难生"。这个"中土"不一定指中国，是指有文化的国家社会。所以他一共有四句话——"人身难得，中土难生，明师难遇，佛法难闻。"高明的老师不容易碰到，尤其佛法中有关生命的，最不容易听到。他先说明男女两个生殖结构有一点偏差的，有任何疾病的，都不能生育，不只是性病。所以生命的来源，每人的禀赋不同，命运遭遇也不同。没有一个上帝，也不是佛、菩萨做你的主宰，也不是阎王，而是无主宰，非自然，不是唯物的。

那么生命究竟怎么来的？是我们自己造的，自己带来的。这个自己造的因果是什么？他有几句话，学佛的更要了解，一般看起来是宗教，事实上他是讲生命科学。"假使经百劫，所作业不亡。"这个业是事业的业，你的心理行为与一切做出来的行为——是有哦！不是空哦！——都累积在那里，即使经过很长的时间，也不会消亡。"因缘会遇时"，碰到那个机会一来，条件成熟了，"果报还自受"，就有因果报应，要还账的，是前生来的。这个因果律与自然科学的因果律一样，前因变后果。

所以他说，生命的受胎是很不容易的，人身难得。我常常说，照现在医学讲，男女的性行为，男性的精子，不管几千或是几万一次出来，就像许多兄弟姊妹赛跑，冲到前头的，才成为这个人，其他的没有了，这也是人身难得。

释迦牟尼佛在几千年前做了一个比喻，说生命难得，如大海中的盲龟，撞到一个海上漂流的木板，一抬头，刚好伸进这个板子洞里。人身难得呀！大家要珍惜自己的生命。

（选自《南怀瑾与彼得·圣吉》）

生命的开始与知性

今天的医学，只晓得人的生命是基因变化来的。我们也知道，现在科学研究，细胞可以由基因变化出生命。现在科学是很神奇了，像克隆技术，拿一个细胞变成另外一个生命。

人类的发明很了不起，对不对？可是中国四千年以前，修道的人就知道用打坐修道变化这个生命。道家说，变化出的另一个生命叫作"身外有身"。可是你不要问我知道不知道，知道也不卖的。古人早就知道生命是怎么一个东西。等于我现在告诉这些医生、科学家，我说基因还不是究竟，基因之前还有东西。他们说对。

不知道的东西我们先不要讲了，现在只讲我们的生命。一个精子进入卵子以后，受精卵就开始分裂、分化，像花一样，变两瓣，两瓣变四瓣，四瓣变八瓣，慢慢分裂开来了。像我们的心脏一样，拿出来一看，是花瓣一样的四瓣、八瓣。

可是这个受精卵为什么自己会分裂？后面的能源、动力是什么？是石油还是彼得·圣吉，还是什么？搞不清楚。这是到今天为止的科学问题。

佛经上说，一个精虫，一个卵脏，结合起来是不可能成胎的，要三个东西结合一起，才变成生命。就是由精虫、卵脏两者一碰上，再加入一个灵魂，就变成生命了，否则不可能变成生命。这个灵魂就来源于知性。所以中文佛学翻译很简单，叫"三缘和合"，三个因素，才构成了生命。

印度的医学也是根据佛学讲出来的。《佛说入胎经》是两三千年以前所讲的，同我们现在讲的怀胎出生，几乎完全相同。胎儿在娘胎里成长，七天一个转变，讲得很清楚，不过名词很难翻译。第一个七天像一块豆腐一样，或者像羊奶冻一样，不成形。接着后来长了督脉、背脊骨，中枢神经成长上来，先通到上面，好像到眼睛这个地方，就是从鼻根上去到我们眼睛中间的一点。所以中国文化讲到最早的祖宗，古书上叫作"鼻祖"，就是这个原因，印度也是一样。这一条脉七天起来，分化很多；等于现在讲基因的生长变化。反正胚胎细胞慢慢分化，构成了这个生命。

婴儿入胎以后，有没有知性呢？现在的医学、生理学，知道婴儿在胎里三个月后就有思想了。

这一段的生命，世界上所有的学问，讲得最清楚的是释迦牟尼，孔子、老子都不行。这一段是生命科学。我们研究了，觉得很惊奇，但释迦牟尼在两千多年以前，没有电脑、没有显微镜，他怎么会知道？而且一个女性子宫靠前的不能怀胎，靠后的也不能；太冷不能，太热也不能……讲了好几个条件，好像释迦牟尼学过妇科似的。

白骨观、不净观，是佛两三千年前讲的。那个时候，人类关于身体解剖的医学，中国有，印度也有，埃及、希腊是否有还不知道，现在我手边资料不够。释迦牟尼佛把人的生理解剖分析得很清楚，你不能以现在的医学、生理学角度，说他讲的不符合现在医学、生理学，要倒回去两千多年前，来看待他关于生理的分析，他分析得非常科学。

佛当时以这样一个科学的方法，教弟子们观察这个身体。利根者，一观察，就知道原来人的身体、生命就是这样一个组合体。对于这个身体，不足以有任何留恋，所以马上就可以放下，当下就解脱了身见、我见。当时，佛的许多弟子中有人仍然不懂，所以佛叫他们亲自去尸陀林，就是古代叫的乱葬岗，到死尸堆里去观察，去研究。不净观、白骨观是这样来的。

他又说，胎儿在娘胎里头三到五个月，已经知道外面的事，只是迷迷糊糊，容易忘记。为什么说明这个呢？因为佛经上说，这个知性是永恒带来的。

他说我们为什么会忘记了呢？为什么对过去的印象都没有了呢？第一个忘记是在入胎的时候。当入胎的时候，这个动力，一搅搅得很快的时候，就丧失了记忆。

但是耶稣也好，释迦牟尼也好，入胎的时候没有忘记。这等于有些人生病开刀，不愿意上麻醉药，虽然"哎哟、哎哟"地叫，但仍然很清醒。现在科学正在追寻，世界上有没有这种人。

第二个阶段，有些很有修养的人，入胎的时候没有忘记，知性还存在。十个月住胎的时候，受不了痛苦，就忘记了。如果有很高的修养功夫，达到圣人境界的人，他在这个阶段还很清醒，对过去的记忆都清楚的。

第三个阶段是生的时候，这是最痛苦了。修养差的人，一生出来，前面什么都忘了。

诸位靠在枕头上时，好像还知道自己快要睡了，对不对？都有经验哦！等到快要睡着的时候，好像睡好像没睡，还有记忆。完全睡着时，就没有记忆了。这同我们刚才讲入胎的现象差不多，这只是一个比喻。婴儿在胎中本来是坐着的，和我们打坐一样，到生的时候，那个生命的力量使他"哗"一个转身，头转向下面了。

婴儿生出来后，医生第一个动作，是把脐带剪断。这是现在人的处理。但是上古的妈妈可没有靠别人，而是和动物一样自己咬断的。

脐带剪断以后，护士戴上手套，在婴儿嘴里挖，有一大把东西在嘴巴里，挖出来丢掉。所以我常常吩咐现在的女性，要小心看看护士把婴儿嘴巴里弄干净了没有，那个叫"胎毒"。如果有一点不清理干净，脐带一剪断，那个胎毒就咽下去了。

可是现在的医师不知道这个东西是胎毒，是胎儿带来的不良污染，而且最为厉害。我认为每人身体中都有一点这个脏的胎毒，当不健康的时候，癌症等病症就发出来了。修道的人用十几年时间，可以把体内的毒净化，但是要像清理环境污染一样，那是很困难的。

再说这个孩子刚生下来，脐带一剪断，一哭，呼吸就来了。婴儿生下来时，只有一点大，几秒钟以内一下胀大了。实际上出生非常痛苦，"啊"一下就哭了。不像在娘胎里那个温度，又不要呼吸，生出来一接触空气，每个毛孔像插一根针一样。

你想想看，婴儿在这个时候有没有思想？没有思想的话，他怎么知道痛苦？就因为他有思想！他早就知道，只不过不会讲而已。

婴儿生下来，饿了晓得吃，也晓得活动。婴儿活动是玩什么？躺在那里玩两条腿，手不大动的。拿东西都拿不住，只蹬两条腿，他的成长在两条腿。

婴儿天生就有思想了，不过呢，分不清楚。有根本心，但随行心、伺察心不强，也没有分别意识，也可以讲没有理性，只有知觉，直观的。

这个婴儿生下来受教育，我们大人要带他讲话，受各种各样的教育，他慢慢跟着学。这都是"污染"。所以你们学环境卫生，要婴儿不受"污染"，就要先了解我们人类的教育。父母、社会、家庭的教育，都是后天"污染"。

　　中国人讲婴儿生下来，头顶上前面这里叫"囟门"。这个脑袋非常重要，现在大家还搞不清楚。婴儿囟门在跳动，他的表达只有哭叫；等到这个地方一封口，他就讲话了。第六意识分别，后天乱七八糟的思想都来了，而且都是世俗思想，拿我们现在讲的话，"污染"的思想都来了。

（选自《南怀瑾与彼得·圣吉》）

人体的五大

　　如果真正讲认知科学的话，就是过去希腊哲学所讲的认识论。所谓认识论，就是对于能知觉、能思想的本身问题的研究。换句话说，就是中国文化讲的知性，也就是讨论能够知道一切的"能知之性"是什么，这才是正题；当然也包括了灵魂等问题。

　　一个生命活着，只有两样东西，我从前给你们讲过的，一个是生理的、身体的；一个是精神的、思想的。精神思想同现在所讲的认知科学有关系的。现在把精神思想摆一边，先把生理、精神两个东西合拢到一个人身上，简单地讲一讲。

　　最早提出生命科学的人是释迦牟尼。以我的观点告诉你们，整个佛学，包括密宗、禅宗，佛学的小乘、大乘，等等，各门各派综合起来，可以下一个定论，就是专讲生命科学的。

　　释迦牟尼为什么出家？就是想解决人类的生命问题。这个生命问题，其实也是全世界所有宗教所追求的共同目标。小而言之，解决人类自己生命的问题；扩大来讲，解决整个宇宙人类的生命问题。包括宇宙怎么起来的，这个世界怎么形成的，等等。整个宇宙可以说也是由两部分组成，一个是物理世界，一个是精神世界。在哲学思想里头，当年柏拉图就提出二元论：精神世界与物理世界；拿人来讲，就是生理与精神。

我们这个身体活着，拿现在唯物观点以及世界上的知识，配合医学、生理学来说，这个身体是完全唯物的。身体大概有几个系统：骨骼系统、肌肉系统（骨骼上面加肌肉等于我们盖一栋房子，钢筋外面加水泥）、神经系统、消化系统、呼吸系统、内分泌系统、生殖系统等。再分析呢，有很多的细胞、血液，等等。

两千多年前，释迦牟尼佛分析人这个身体，认为是由三十六种东西组成，跟我们讲的不同。有什么不同呢？他等于是把一个人大体地解剖了讲，有三十六样东西，不是详细的。我们刚才讲的，不是把人体分开了讲，而是抟起来这样一个系统。其实是同一个道理。

过去，佛把物理、生理归纳为五大部分——地、水、火、风、空。

这个地球的土地是地，大地是浮在水上面，是有温度的。温度高的叫热，低的叫冷。最冷到零下几百摄氏度，但还是有温度的，是相对的。地、水、火外面包着一层是气。气不是风，气动了叫风。火箭上升时，冲到大气层时会发高热，因为与气摩擦的关系。气的外面是空，这空还是东西，是物理的空，不是佛家讲的空。

我们的人体也是一样，五脏六腑、骨骼这些都是地，是浮在水上，人体的百分之七十也是水，也是温度。包含这些东西的是气体，这气体是宁静的，还是物质，动了就是风。它是无色有质的，也就是眼睛看不见的。虚空也是如此，无色有质。人体向两侧张开双臂所形成的一圈空间就是虚空，这个里头有光的，现代科学可以照相出来。这就是地、水、火、风、空五大。

五大当中最重要的是风大，风大不是呼吸，但是到我们生下来成了后天的呼吸作用。人为什么要呼吸？照科学的道理，吸进来的是氧气，吐出来成了二氧化碳。碳气在身体内不对了，自然要吐出来的。树木也呼吸的，不过白天吐出来是氧气，到晚上也吐出二氧化碳。所以晚上不要去树林走，不要以为那儿空气新鲜。

氧是风大，可是要知道，这个身体里面完全没有碳也是不行的。所有的草木、动物、矿物，乃至一个细胞，都有膨胀收缩，也就是这个呼吸的作用。如果把呼吸停掉就进入那个空大，物理空的境界，空大的压力是非常大的。

水大和土大关系很密切，所以人体百分之七十是水。但不是说四大可以变来变去，佛讲过"四大性离"，它们各有各的范围，水化成蒸汽，是水受风的影响，变成蒸汽的现象，不是水变成风。四大性离，组合起来变成物质世界，变成身体生命。四大最后归到空，空大又和四大彼此不相关的。

（选自《南怀瑾与彼得·圣吉》）

风与气

风，在中国讲，就是气流的气，在人体内变成了呼吸。人的呼吸是第一位的，所以风是第一位的。我们粗的呼吸叫作喘，喘气；比粗的呼吸缓慢的，叫作呼吸的气；比呼吸的气缓慢的，自己也听不见，感觉不到，好像鼻子也不呼吸了，那个叫作息；都属于风大的范围。风、喘、气、息，次序是这样的，搞清楚了吧！

这种讲法，只是把现有生命的风大与气，以及息的关系加以解释。真正的佛法，关于风、喘、气、息，只是对现有生命来讲的。这几部分非常重要哦！这是关系我们生命的存在。如果气息不对了，就与衰老、病、死亡关联，生命的存在就是这个样子，所以，修行叫你们先注意这个。

一个胎儿，在娘胎里没有牙齿，鼻子没有呼吸，只有脐带跟母亲的身体连着，这个大家都知道。现在医学研究发现，母亲把饮食经过消化吸收后，变成另外一种营养，通过脐带送到胎儿身体里来。那种营养，长成胎儿的细胞、肌肉、骨头，成为整个的身体，其中的变化一时也讲不完。《入胎经》讲，胎儿成长，七天一个明显变化，经过三十八个七天，婴儿出生。每个七天，生出身体哪一部分，长哪一部分神经，很详细的。这个胎儿的成长是大的科学，要配合现代的医学、脑科学来讲。

胎儿通过母亲的脐带得到营养，但是生命的成长，主要是"气"。"气"对胎儿来讲不是呼吸哦！释迦牟尼当年在印度用梵文讲的，但是后来印度没有保存，都在中国译的佛经里。刚才我们讲的呼吸的气，叫作"长养气"；但胎儿这个"气"，就不叫"长养气"，而叫"报气"，也叫"报身气"，是果报来的。中国道家把这个叫作"元气"，这个就不是呼吸的气了；胎儿在母胎中还没有呼吸。

经过三十八个七天，最后一个气使胎儿倒转，就出胎了。医生剪断了脐带，挖出了嘴里的血块，外面的气从婴儿的鼻子进去了，婴儿"哇"的一声，呼出了生命的报气，鼻子吸进了气，就是长养气呼吸的开始。这个长养气进来、出去，进来、出去，没有停止；一直到吸入最后一口气进来不出去了，或者一口气出去不再进来了。呼吸一停止，人就死亡了。所以我们讲这个气，风、喘、气、息，是存在于现有生命活着的这个阶段。

从婴儿脐带一剪断开始，这个长养气随时随地在用了，叫呼吸。吸进氧气，到身体内变二氧化碳，身体不需要二氧化碳，必须要排出来，所以要呼出去，一呼一吸，人永远在那里这样呼吸。

现在你打坐修道，呼吸即使到最细，完全止息了，仍然是在长养气中搞，还没有认得胎儿时那个生命本身的元气。所以要先了解风、喘、气、息，乃至不呼不吸，完全到止息，几乎恢复到胎儿时的那个情况，你才认识到真正生命需要的那个原来的元气。

要认识了生命里那个本元之气，才开始叫作真正修禅定、做功夫，才能控制这个生命，才能转变生命。

这样就产生了印度的瑜伽，被密宗吸收了，变成密宗这些法门，变成修禅定的一些方法。瑜伽、密宗、禅定，这些都吸收了这个元气的道理，才讲气脉问题，就是气跟脉的关系。脉是身体上生理的变化。

这几年你们打坐，都很有进步，很有修养。但仍在长养气中后天的一呼一吸上面做功夫。虽然已经有一点效果了，还不是究竟。气必须达到止息以后，身体由病痛、障碍，才能恢复到绝对的健康。等于恢复到婴儿刚出娘胎时那样柔软，那样健康了，这时开始修禅定，才能进一步认识生命。

在认识生命以后，才进入后面还有的那个能量，那个能量姑且叫气，在佛学里叫作"种子气"，类似于现在量子物理学所讲的那个最后的东西，要到这一步很难了。

佛说，人全身的气脉大概有十万八千条。比如一块牛排，一条一条肌束纤维，就是一条脉。所以，人的身上究竟有多少条脉，你就有个概念了。

种子气的气是空的，通量子物理学。种子气是心物一元的，是念力，也是心力。

（选自《南怀瑾与彼得·圣吉》）

三脉七轮

印度无奇经八脉及十二经脉之说，但在唐代传进西藏的密宗，却有另外关于气脉的理论，就是三脉七轮。

在医学的观点上来说，气脉就是气脉，但在练气功及瑜伽术者的眼中，气脉的问题非常重大，他们认为奇经八脉不够精细完整，三脉七轮才是正确的说法。至于我们的道家，又认为三脉七轮无啥稀奇，奇经八脉才正确。大家争来吵去，也有千多年的时光了，不管谁是谁非，气脉对于针灸关系太直接太密切了。

三脉是三条气脉，即中脉、左脉及右脉。最重要的一条为中脉，是蓝色，似乎是在脊髓的中间，由顶下至海底。海底即肛门前的一片三角形地带；密宗又称之为生法宫，如果是女性的话，海底就是子宫。

在中脉的两边，有左脉及右脉，与中脉平行，距离约牛毛的十分之一。左脉为红色，右脉为白色。左脉下通右睾丸，右脉下通左睾丸，女性则通子宫。

因为气脉是交叉的，它的路线与神经有关，所以右边病时左边痛，左边病时右边痛。

不要认为中脉有颜色、有距离，或认为三脉是肉眼可见的具体事物，那是不正确的。从生理解剖的观点上来说，三脉是看不见的。只有在做静定的功夫时，气脉通了，自己才会见到它们。

什么是七轮？顾名思义，是七处与周围有连带关系的地方。所谓七轮，就是顶轮、眉间轮、喉轮、心轮、脐轮、海底轮、梵穴轮。

顶轮——从额头的发际开始，往后横拼四指的距离处，就是顶轮的位置，也就是婴儿幼小时会跳动的部位。以道家的说法，此处在封口以前为先天，那时婴儿不会说话，但表情丰富，好像有说有笑的样子，因为婴儿还处在形而上的境界中，与以往的精神环境保持接触。等到顶轮封口以后，婴儿就会说话了，而开始进入了后天的生命。此轮又名大乐轮，在静坐未打通大乐轮以前，等于是受活罪，腿麻脚酸，一旦打通了顶轮，脑部气轮充满，其乐无比。

道家称头部为诸阳之首，像似有大乐，顶轮有三十二根气脉，如雨伞一样，由间脑向外分散。

眉间轮——在两眉之间，印堂稍下的地方，称为眉间轮。道家修神仙，练静坐的人，在眉间轮气脉打通后，就会有相似神通的境界，叫作眼通。真有天眼通的人，没有任何物质的东西可以障碍到他的视野。换句话说，闭着眼睛，隔着墙壁，都可以清楚地看到外界的一切。

喉轮——由眉间轮向下，到喉结的地方，称为喉轮，这里一共有十六根气脉，像倒转的雨伞，接眉轮诸脉，包括到上胸部的食道及气管，这个喉轮又名受用轮。依照印度治病的方法，注重气脉治疗，喉轮的十六脉若不干净，心中便难得安宁，烦恼多病，所以瑜伽术中有用白布清洗食道及胃部的办法。四川也有用鲜的葛根治疗疟疾的方法，去皮后，以病人中指为一寸，由口腔通入食道及胃，疟疾即愈。所以如能保持食道清洁，则可健康少病。我们喝了牛奶，在空杯子上，可以看到残留的奶汁，牛奶尚且不过是流体而已。我们一日数餐，食道中脏乱的情形，也就同垃圾桶差不多了，焉能健康长寿。以个人的经验，喉轮与胃壁极难保持清洁，唯一的办法是少食。

心轮——神秘学者称为法轮，此轮在肚脐上四寸（人身寸）的地方，共有八脉，也像雨伞一样，向下分散。

脐轮——在脐轮的地方，是神经丛的中心，由此开始，向外分散六十四根脉，中间分散达到腰的四周，往上分散达到心轮，向下分散达脚跟。

海底轮——由脐分散的脉，接到海底轮，就是男性的会阴，臀下的三角地带，女性的子宫口之上。

道家对生命的看法，认为男性一切生命的原动力都在身体的下面，所以男性善立。如果两膝有力而灵活，则是健康与长寿的象征，男性年老时两腿发软，就不是好现象了。至于女性的生命力则在肚脐以上的部位，所以女子不善久立，而且走路摇曳生姿，就是因为下面没有力量的缘故。

梵穴轮——前六轮都在人体之中，这第七轮，却在人体之外。在顶轮处四指之外的上方，离开了头顶，就是梵穴轮的地方，在这里，人体放射出光芒。这种说法，以前认为似乎有点荒诞不稽，但是近年的红外线摄影，已可摄到人体放光的情形，而证实了梵穴轮的可能正确性。

据说，红外线摄影证明任何物体都可发光，植物自然也不例外。最妙的是，当我们离开了坐过的地方三小时后，红外线摄影仍可摄到我们残留在那里的放射光。

说了半天，各种气脉问题可以归结为一句话：奇经八脉与三脉七轮并不冲突。三脉中之中脉，就是冲脉，而道家所谓的左青龙（主血）右白虎（主气），即三脉中之左右两脉。

前面气脉的介绍，等于陪同大家逛了一趟西藏及印度，简单地看看这些人体神秘学的陈列。气脉是根据什么在生长？靠什么在变化？是上帝的安排吗？是菩萨的旨意吗？抑或是自然的现象?

　　这是生命来源的问题，医理本来就是玄而又玄了，再加上生命的来源，就更是玄上加玄了。生命来源的问题是医理的哲学，医理学引导着医学，但哲学却引导着医理学，所以不能不追索生命来源的问题。

（选自《易经与中医》）

过午不食的道理

　　佛教戒律有讲到"非时食"，早晨吃饭是天人食，中午是人佛吃饭，晚上是鬼道吃饭。照戒律，人是过午不食，过午吃饭就是"非时食"。为什么？用科学的理由才能解释这个道理。佛经的解释"非时食"是方便，因为要配合当时人们的知识智慧。我们这里在吃早饭，美国那里在吃晚饭。哪一边是早上？哪一边是晚上？这是根据你在地球上的位置是向太阳还是背太阳而定，是由地球自转而来的，但以整个地球来讲，是没有绝对的早上和夜里的。

　　再者，各地人生活习惯不同，有的国家人注重早餐，有的注重中餐，有的注重晚餐。即使在中国内地各处也有差异，有些地方的人一天吃六餐，三餐之间加两顿点心，夜里再吃消夜；有些地方的人一天吃一顿，吃两餐被认为浪费。这样说来，哪个才是"非时食"？当然，黑夜里是许多昆虫和野兽活动进食的时间，比白天活动的生物多太多了，夜里是它们的世界，这就是业力不同，感受不同。

总之，关于"时食""非时食"的研究，是很有问题的。中午是以太阳当顶为准，但是台湾的中午和西藏的中午差几个钟头，台湾的出家人中午吃饭，西藏还在早餐呢！现在佛法在科学时代要留意科学，否则有些宗教的东西，你自己都解释不通就不通下去了。有修养又有知识的人听你这样讲，站起来就走了，也不会批评你，因为谈都没办法跟你谈。

　　梁武帝（《梁皇忏》就是志公和尚为梁皇夫人所作超度的法门）常常去庙子吃饭布施，皇帝不到，庙中的和尚不敢开动。有一天过了中午他还不到，大家心中想今天这一顿靠不住了，要饿到明天中午了。他后来终于到了，大和尚照样要大家吃，理由是皇帝是天子，上帝的儿子刚来，可见太阳正当顶，大家吃啦！所以中国的这些大和尚很通达。

　　至于为什么过了午时不可以吃饭，有什么理由？真要讲过午不食非常难，看你持哪一个"午"。严格讲，过午不食还有密法的，修持到了某个境界是不可以吃的，那个才是过午不食。一吃下去，你的定力会被破坏。那个"午"是活午，是不定的。等于道家修行时有活子时，这个子时就是不定的。

　　吃东西贪好味，吃多了就昏沉。所以佛的戒律过午不食，就是为了少昏沉。肠胃清了以后，脑子就清明；肠胃不清，脑子就不清，所以过午不食是有科学道理的。或者贪嘴乱吃，吃得太多了；或者什么都不吃，导致十二指肠溃疡、胃出血，饿出毛病来了，都是"食不知量"。做劳动工作的人更不能饿，否则一脸乌气，胃要开刀的，所以饮食一定要知时知量，以避免昏沉。

有位同学问我"过午不食"的问题，他说："糟糕了，我们十二点下课，再吃午饭已经十二点半了，持过午不食的戒怎么办？"当时我很忙，瞪着眼睛问他："什么叫午时？"

上午十一点到下午一点是午时，十二点五十分吃饭也没有超过午时啊！一点零一分开始是未时，十二点半怎么不能吃饭？你一定要守这个时间，就吃快一点嘛！我们当年当兵，一声口令"开动"，大家一口接一口塞进去，五分钟就把饭吃完了。添饭都是没良心，饭瓢硬压，几口拨完了，赶紧再抢一碗。

英国人主张早餐吃得丰富，午餐马马虎虎，晚餐就喝酒。美国人习惯晚餐吃得好，辛苦一天，晚上总要吃好一点，都有理由。印度人就认为午餐要吃得好。不过，中国人不管了，三餐都要吃得好，而且消夜要更好。世界各地吃饭的风俗，哪一个民族注重吃哪一餐饭，你去研究看，这些都是学问。

那么，为什么要"过午不食"呢？有没有道理呢？有绝对的道理。中国人有很多毛病都是吃出来的。中国人最注重吃，尤其乡下，我们到四川乡下帮忙割稻子，乡下人好客，劝饭真是让人受不了。客人不管年轻、年长都坐高广大床——上位，家中小孩或用人很有礼貌地站在你旁边，端着饭碗给你添饭。他们怕你不好意思站起来添饭，眼睛盯着你的碗，你刚一吃完，立刻又给你扣上一碗。主人家就是劝你多吃饭，中国人是讲究吃的。饭都舍不得给吃，那还叫请客啊？所以，要命啊！主人注意你，用人也注意你，这一碗饭，你剩下了没有礼貌，硬塞进去，肠胃不舒服。后来搞得我们外省人饭一吃完，就赶紧把碗往桌底下塞，连忙说："谢了谢了，实在吃不下。"在座很多在大后方经过的都晓得，到四川朋友家吃饭就怕，后来有些大家庭，我们就先交涉好，把这个规矩免了，否则，主人家一碗接一碗地添，而且还要添得高高的，添平了没有礼貌，你说怎么办？

　　你说不吃会饿，那是假饿。我有二十八天不吃饭的体验，告诉你们经验，饿是饿不死人的，但是要懂得气功，使胃肠内的气充满。胃肠的功用就是不停地动呀动，把吃进去的东西消化掉。东西消化完了，胃肠内是空的，它一样要蠕动，如果气不充满，胃摩擦破了就出血。

有位学佛的老居士看我既不吃饭又不睡觉，真好，可以多做好多事，跟着学不吃饭，十四天就进医院了。我去看他，胃已经割掉三分之一，问他为什么会胃出血。他嘻嘻笑，不好意思地说："我学你嘛！不吃饭。"我说："你真是跟自己开玩笑，这不是好玩的，那要有方法。你不懂方法，怎么可以乱搞？"

　　不过，一般人如果一星期中有一天一夜不吃饭，清理清理肠胃，那是非常好的，非常合乎生理卫生。

　　因此，伊斯兰教有斋戒月；天主教、基督教真讲修持的也有不吃饭的一天；学瑜伽术的人，一个礼拜也禁食一天，很健康。中国佛教的丛林制度是百丈禅师创立的，他也告诉你："疾病以减食为汤药。"不管什么病，先要把肠胃清理一番，比吃什么药都好。

　　"不非时食"，不仅有卫生的道理，还有要头脑清醒，欲念不起，就要过午不食。为什么不起欲念？因为你把欲念饿死了嘛！格老子！你不乖，不听话，老子就饿死你。真饿了一夜，也就乖了。欲念不起，脑子清醒，才容易得定慧。不非时食有这么多好处，中国人早就知道这些道理，所以有一句土话："晚饭少吃口，活到九十九"，可惜大多数人却喜欢在晚上拼命吃。

　　我年轻的时候也练习过"过午不食"，我那个时候一顿饭都要吃三碗，怎么办？先从三碗减为两碗，两碗减为一碗半，训练了好久。后来慢慢改为一碗、半碗，最后剩一口，这一口最难戒掉了。一口戒掉以后，还不行，用七颗生的花生米咬咬也很舒服。后来七颗减为三颗，三颗减为一颗，最后可以不吃了，但是一到晚上，嘴里淡淡的，总想弄点东西吃吃才有味道。我在峨眉山上怎么办？泡茶喝。山上的雪水泡清茶，又没有油。想吃而没有东西可吃，把茶瘾染上了，胃也喝寒了。最后变成什么情况呢？大便的时候，自己一看，大便没有颜色，白的，我就晓得一点营养都没有了。到了这个样子才把饮食完全戒掉。

所以，现在得到一个结论：过午不食，乃至完全不食，不难，困难的是饮食的习气难断。饮食的念头，阿赖耶识的种子、习气很难去掉，不吃饭有什么用？这一念想吃的习气转不过来，一点用都没有，冤枉不吃饭。你还自以为已经三天不吃饭，了不起，坐在这里想，过了一百天后大吃一顿，什么鸡腿、牛肉、红烧豆腐，你的修行统统完了。甚至我还有一回在梦中大吃起来，一醒来，我就知道，统统完了，为什么？因为你所有习气的种子都爆发了，假修行，这不能欺骗自己，在梦中习气爆发了，有什么用？

（选自《维摩诘的花雨满天》《药师经的济世观》）

什么是中阴身

　　至于怎么死亡，又是一段科学，讲起来很有意思，很长的。人死了断气以后，再像睡觉一样醒过来，就是中阴身。那个醒转过来的生命，也能够看见，能够听见，能够说话，能够行动。可是我们摸不着，接触不了，因为他没有物质的身体。有一个英国科学家的解释，他说有个名称叫"超等的电磁波"，那个与我们不同，所以接触不了。我说你们讲对了。

　　所以人死后再醒过来，就具备了神通，没有时间的阻碍，没有空间的阻碍。假设他有一个亲人在美国，这个亲人在梦中，一下子就感觉不对，啊！好像看到我的爸爸或者看到我的妈妈了，是真的，他来了。因为他这个超等的电磁波，就是佛学说的"中有"的感应。也就是这个生命死了，下一个生命还没有开始以前，中间存在的这一段。中阴身具备五通，只要念头一动，就到达他要去的地方了。

　　这个中阴可能对我们说："算了吧！你们不要哭了，我已经走了，另外换一个身体了。"假定是这样，我们听不到，但是我们心里想的他知道。这个我们通常叫灵魂，这不是鬼哦！鬼是另外一种生命，这叫中有之身。这个中有之身，中间变化很妙，很妙。

中有还有生死没有？还有生死。七天一个生死，又是七。印度与中国一样，譬如我们中国人常说，"你这个家伙做事乱七八糟"，这是《易经》上的话，七跟八不正常了。"你这个人怎么搞的？颠三倒四"，也是《易经》上的话。譬如我们写信给和尚，佛教里行个礼叫"合十"，两个五合起来叫合十。我们中国人讲"合适不合适"，错了，其实是合十不合十。这些都是《易经》的数字，现在又讲到数字了。

所以中有之身是七天一个生死，它也有生死。那么民间流传死了以后叫和尚念经，有用没有用？我们不批评也不讨论。反正告诉你，七天一个生死，有些人不一定七天哦！譬如大好人、大善人没有中阴，这里一死立刻就到另外一个世界。大坏蛋也没有中阴，这里一死马上下地狱了。

普通像我们一样，说好人又不像，说坏蛋我不承认，这种人有中阴存在，不好不坏，七天一个变化。这个中有生命最多活到四十九天，就转另一个生命了。所以中国人死了要"做七"，这个已经流传了几千年，在民间流行好像是迷信，实际上是个生命的科学。

讲到中有的道理，等于是我们的记忆。你看在座的人，年轻的二十几岁吧！老一点的年将半百，有些垂垂老矣，像我们这些老人已经不算了。你过去所作为的，你有没有回忆？都有。不过老了，痴呆了，想不起来了。

人到老了想的都是过去的事，现在你说的话，他马上就忘记了。你不要看他痴呆，照样有思想。所以有人问我，白痴有没有思想？我说绝对有思想，他的思想是限制在某一个框框中。等于说瞎子看见看不见？有看见。瞎子的看见不像我们的看见，他看见的是前面那个什么都看不见的。那也是看见啊！那么你说白痴也有思想，这个就是中有的道理。所以佛教没有说有鬼神、有灵魂，因为那是另外一个生命。

以佛学来讲，"有色的"生命，就是有形象，看得见，摸得着；"无色的"生命，看不见，摸不着。照佛学的道理来讲，我们活在这个世界，其他的生命跟我们共同活在一起，过来过去都没有妨碍。其实鬼神灵魂在我们身上撞过来，撞过去，我们也从它身上穿过来穿过去，彼此没有妨碍。这等于物理的"空"的理论，或者是讲量子的变化一样，我们彼此撞过来撞过去没有阻碍。

同样的道理，中阴身有很多功能。所以有时候青年人谈恋爱，出去做了什么不好的事，我说你们小心哦！你以为偷偷摸摸在那里做爱，其实旁边不买票参观的很多很多，都是准备来投胎的。所以我说你们读儒家的书，曾子在《大学》中讲"十目所视，十手所指"，人起心动念不要有坏的想法及行为，有十双眼睛看着你，十个手指头指向你，无形的。这是儒家讲的，很严重。

我说曾子还讲得客气，照释迦牟尼佛的理论，你的所作所为，旁边看着你的岂止十双眼睛！所以中国讲道德的修养，有一句成语，不敢"暗室亏心"，即便在黑暗的房间里，自己的思想都不敢乱，就怕亏心。这是旧的东西，但是这些东西有科学意义在内。

然后讲到男女做爱精虫与卵子结合的时候，会不会一定成胎？刚才介绍过，不一定。有时在中间就死亡了，这些精虫没有一个可以跑到尽头的。有时候女性这个卵子下来以后，因为她的身体不健康，也没有用。同时精虫卵子两个结合不一定能成人，没有灵魂的加入也不能成胎。

我经常谈到这个问题，还有人写信来问，现在克隆人，拿个精虫来或者拿个细胞来，在玻璃管里面，也要这个中阴参加才生成人。如果没有这个，它就变成植物性的动物，有感觉不能思想。所以佛说男精女血，精虫卵子凑拢来，加上中阴进来，叫三缘和合，才能够变成一个人身。

当然人身为什么变女人？为什么变男人？为什么变成高的、矮的？为什么变成病态？为什么长命？为什么短命？为什么他的运气这么好，我就那么苦？为什么他有功名富贵，我怎么贫穷一辈子？释迦牟尼佛讲得非常详细。一般人看了好像是宗教麻醉，一个真正研究科学的人一看会出汗，真的会出汗，因为这是如此地科学，这是生命的来源。

（选自《小言黄帝内经与生命科学》）

图书在版编目（CIP）数据

身体是个小宇宙 / 南怀瑾讲述 . -- 北京：北京联
合出版公司，2023.11
ISBN 978-7-5596-6824-0

Ⅰ. ①身… Ⅱ. ①南… Ⅲ. ①中医学－普及读物
Ⅳ. ① R2-49

中国国家版本馆 CIP 数据核字（2023）第 060172 号

身体是个小宇宙

作　　者：南怀瑾
出 品 人：赵红仕
责任编辑：徐　樟

北京联合出版公司出版
（北京市西城区德外大街 83 号楼 9 层　100088）
河北鹏润印刷有限公司印刷　新华书店经销
字数 172 千字　880 毫米 ×1230 毫米　1/32　印张 9.5
2023 年 11 月第 1 版　2023 年 11 月第 1 次印刷
ISBN 978-7-5596-6824-0
定价：59.00 元